PALEO

NO ES UNA DIETA, ES UN ESTILO DE VIDA

BIOLOGÍA EVOLUTIVA + CIENCIA =
SALUD QUE SE SIENTE Y SE VE

Tomás Pulido Galán

No empieces una dieta que termine algún día, comienza un estilo de vida que dure para siempre. Olvídate de contar calorías, pasar hambre y la comida insípida. Gana salud, vitalidad, fuerza, mejora tu físico, vive más y mejor. Cuestiona los dogmas establecidos. Plántale cara a la industria alimentaria. Únete a la revolución. Bienvenido a la tribu.

ISBN: 978-1512253498

Impreso en EEUU

INDICE

En resumen: come COMIDA REAL

Revuelto de espinacas con huevo

Revuelto de brócoli con bacon

Más platos tradicionales totalmente válidos

El origen del problema: la alimentación

Cepíllate los dientes, pero no como te han enseñado

AVISO LEGAL

Este libro expresa las opiniones personales del autor y no pretende ser utilizado como tratamiento o remedio de ninguna enfermedad ni condición médica, ni siquiera de manera preventiva. Si sufre o sospecha que puede sufrir cualquier tipo de enfermedad o condición médica debe visitar a su médico para recibir ayuda especializada y obtener su visto bueno antes de poner en práctica cualquiera de los consejos personales que el autor relata en este libro así como si desea iniciar un programa de ejercicio o entrenamiento. Las opiniones vertidas en este libro acerca de diversos alimentos, medicamentos, empresas, marcas y en general, cualquier tema, representan únicamente el punto de vista del autor y su opinión personal. Todas las marcas comerciales mencionadas son propiedad de sus respectivos dueños.

Estadística para realistas

Probabilidad de que te toque el Gordo de Navidad = 0,001%

Probabilidad de sufrir un infarto por estar gordo = 75%

Lo que tu médico no sabe

Según un estudio entre el 90 y el 95% de quienes intentan bajar de peso no lo consiguen[1], y hasta el 75% termina con más peso del que tenía al empezar la dieta[2]. En cualquier ámbito de la vida un porcentaje de fracaso del 90% sería intolerable ¿Por qué se hace una excepción con los profesionales de la nutrición? Y ¿a qué se debe un porcentaje de fracaso tan elevado?

La nutrición es una ciencia que acaba de despegar. La hormona Leptina, que es la que se encarga de regular el apetito, esencial para entender el fracaso de las dietas bajas en calorías en el medio y largo plazo, se descubrió hace sólo unos años: en 1994. Es sólo uno más de los muchos descubrimientos que han dejado desfasadas antiguas creencias en las que por desgracia aún hoy se siguen basando algunos "profesionales" de la salud para tratar a sus pacientes, lanzar mensajes en los medios de comunicación o realizar recomendaciones desde las instituciones oficiales.

Hoy sabemos que a pesar de haber sido demonizadas durante años, las grasas no son el origen de la obesidad, pero sí el azúcar por el que se sustituyeron en algunos productos light. Que el colesterol de los alimentos no provoca enfermedad cardiovascular, pero sí las grasas trans que contiene por ejemplo la margarina que tantos médicos recomendaron para sustituir la saludable mantequilla. Que seguir las recomendaciones de la pirámide nutricional que sitúan a los cereales como la base de nuestra alimentación puede originar obesidad y otras enfermedades. Que la respuesta hormonal de los alimentos es tan importante o más que el balance energético (las calorías). Etcétera...

Sin embargo algunos médicos e instituciones sanitarias parecen no haberse enterado de nada. Aferrados a sus viejas ideas caducas e ignorando la evidencia científica continúan con las mismas

---

[1] http://www.bmj.com/content/309/6955/655
[2] http://www.ncbi.nlm.nih.gov/pubmed/17469900

recomendaciones de hace 20 años, las que nos han conducido a las llamadas enfermedades de la civilización: obesidad, diabetes, cáncer, enfermedades del corazón, alergias, e inflamación crónica.

Ser médico o tener el título de nutricionista colgado en la pared no equivale a estar al día en una ciencia que ha dejado completamente obsoletas muchas de creencias que se tenían hace 10 años. De hecho después de leer este libro sabrás más de nutrición que la mayoría de médicos. Por supuesto, como en cualquier ámbito existen buenos y malos profesionales. ¿Quieres poner a prueba el tuyo? Pregúntale si un consumo elevado de huevos puede aumentar tu colesterol: si la respuesta es afirmativa quizá sea hora de cambiar de médico o al menos de cuestionar las recomendaciones que te haga en materia de nutrición.

Pero no sólo una parte de los profesionales sanitarios son responsables de la desinformación que llega a la población. Algunas instituciones oficiales también se empeñan en confundir al ciudadano lanzando mensajes cuanto menos sospechosos: la Sociedad Española de Dietética patrocinando Bollycao[3]. La Asociación Española de Pediatría avalando una conocida marca de galletas[4]. O una supuesta experta en nutrición intentando desmentir en un medio nacional que el azúcar cause obesidad (curiosamente le paga el Instituto de Estudios del Azúcar y la Remolacha[5]). Como lector inteligente que eres, evitaré ser más explícito en mis conclusiones para que saques las tuyas propias acerca de esto.

Hoy en día a los niños en los colegios se les continúa enseñando la pirámide alimentaria (pirámide de la enfermedad sería un nombre más justo), con los cereales en su base y como ejemplo de una correcta alimentación a la vez que se permite publicidad de chocolates con juguete, comida rápida dirigida a niños, galletas con formas infantiles y cereales azucarados "de desayuno" enriquecidos

---

[3] http://www.bollycao.es/
[4] http://www.dinosauruspediatras.es/
[5] http://www.larazon.es/salud/una-experta-en-nutricion-desmonta-el-mito-de-que-el-azucar-causa-sobrepeso-LE8897591#.Ttt1tbJK9niHpJR

"para que crezcan sanos y fuertes". ¿Qué instituciones lo permiten y quién dará la cara cuando esos niños padezcan diabetes y obesidad?

Pero dejemos de buscar culpables y pasemos a la acción. Es hora de cuestionarse todo por uno mismo. De buscar respuestas. De no creer nada de lo que veas en ningún sitio. ¡Ni siquiera lo que leas en este libro! Verás que muchas de las afirmaciones que encontrarás aquí van acompañadas de referencias a estudios científicos o meta-estudios al pie de página. Te invito a que amplíes, contrastes y no tomes como verdad absoluta nada de lo que leas. ¿Preparado? Pues comencemos a destruir falsos mitos:

Mito: para el metabolismo es mejor hacer muchas comidas pequeñas repartidas por todo el día

Este mito está muy extendido y por desgracia aún lo recomiendan muchos nutricionistas para personas que desean perder peso o deportistas. Sin embargo según los estudios científicos confirman algo que los que realizamos pocas comidas al día ya sabemos: aumentar la frecuencia de comidas de 3 a 6 no tiene efecto sobre la grasa y hace que aumente el hambre.[6]

Para entender el por qué debemos saber que en nuestro cuerpo actúan diferentes hormonas que se complementan entre sí, unas en estado de 'alimentado' y otras en estado de 'ayuno'. Si comemos cada 2-3 horas estaremos permanentemente en estado 'alimentado' y nuestro sistema hormonal sólo funcionará en un 50%. Veremos las implicaciones que ello tiene en un capítulo dedicado a explicar el sistema hormonal.

---

[6] http://www.ncbi.nlm.nih.gov/m/pubmed/23404961/

Mito: si dejas de comer azúcar tu cerebro no tendrá glucosa para poder funcionar

Es el pretexto favorito para quienes se dan barra libre de azúcar y carbohidratos simples. Lo que quizá no saben es que cualquier carbohidrato se metaboliza en forma de glucosa (esto incluye fruta, verdura y hortalizas) pero es que además nuestro hígado puede sintetizar glucosa también a partir de proteína y grasa mediante la gluconeogénesis. Hemos vivido más de 2 millones de años antes de que inventáramos el azúcar refinado, y parece que nuestro cerebro no ha dejado de funcionar (aunque no puedo decir lo mismo de quienes defienden este mito mientras engullen un paquete de Donuts en pro de la salud).

Mito: si haces deporte debes comer muchos carbohidratos

Clásicos como la pasta en el ciclismo o el arroz en el culturismo se mantienen a pesar del paso de los años. Sin embargo según la literatura científica dietas bajas en carbohidratos no disminuyen ni la fuerza ni la cantidad de músculo[7]. De hecho culturistas de la talla de Kai Greene siguen dietas bajas en carbohidratos[8].

No voy a negar la conveniencia de aumentar la ingesta calórica y concretamente la de frutas y almidones para quienes practican actividad deportiva intensa, pero sin olvidar que el combustible preferido de tu cuerpo es la grasa, no los carbohidratos, y que una

---

[7] http://www.ncbi.nlm.nih.gov/pubmed/22835211
[8] http://healthyceleb.com/bodybuilder-kai-greene-workout-routine-diet-plan/7572/

vez llenas tus depósitos de glucógeno cualquier exceso de carbohidrato puede ser acumulado como tejido adiposo (grasa).

Mito: no se deben comer carbohidratos en la cena

Probablemente hayas leído eso de "Desayuna como un rey, almuerza como un príncipe y cena como un mendigo" o quizás hayas oído en algún sitio que es preferible evitar la fruta y en general los carbohidratos por la noche porque engordan. La confusión se debe a la falsa creencia de que al no usarlos, al dormir se transformarán en grasa.

Para empezar cualquier exceso calórico puede transformarse en grasa, y eso incluye no sólo a los carbohidratos, también las grasas y la proteína, por lo que por esa regla de tres tendríamos que irnos cada noche a la cama sin cenar, algo nada aconsejable. Pero es que además, dormir lejos de ser una actividad carente de gasto energético supone quemar aproximadamente 500 calorías durante la noche.

Sin embargo como veremos más adelante, no podemos reducir todo a una cuestión de calorías ingeridas y calorías gastadas. Las hormonas juegan un papel esencial, también en este falso mito. Al consumir los carbohidratos por la noche se produce una mayor oxidación de las reservas de grasa durante el día, aumenta la sensación de saciedad debido a los niveles altos de leptina, se mejora la sensibilidad a la insulina y aumentan los niveles de grelina[9], lo que se traduce en que lejos de engordar, los carbohidratos por la noche adelgazan.

Los carbohidratos NO son un "chute" de energía que debamos emplear de inmediato para evitar que el cuerpo los transforme en

---

[9] http://onlinelibrary.wiley.com/doi/10.1038/oby.2011.48/full

grasa, sino que se almacenan reponiendo los niveles de glucógeno en hígado, músculos, y sangre, por lo que hacerlo al final de la jornada o después de una actividad física son momentos perfectos para su ingesta.

Mito: los huevos elevan el colesterol

En primer lugar, el dato del colesterol en un análisis de sangre es completamente irrelevante, si queremos evaluar nuestro riesgo de enfermedad cardíaca debemos fijarnos en el nivel de triglicéridos (además de otros marcadores que veremos más adelante). En segundo lugar triglicéridos elevados generalmente es señal de exceso de hidratos de carbono (azúcar, harinas, cereales) y no de grasa. Unos triglicéridos altos también pueden tener su origen en el tabaco, alcohol, sobrepeso, enfermedad del hígado el páncreas o los riñones, diabetes no controlada, y algunos medicamentos.

Las personas que seguimos dietas altas en grasa y bajas en hidratos de carbono tenemos unos envidiables niveles de triglicéridos entorno a 50 o 60 mg/dL. Por último aunque es algo que a estas alturas todo el mundo ya debería saber el colesterol de los alimentos no incrementa el colesterol en sangre[10]. Come grasa sin temor y no limites tu consumo de huevos. ¡No tiene ningún sentido hacerlo!

Mito: los productos light son más sanos

---

[10] http://www.ncbi.nlm.nih.gov/pubmed/15721501

Aunque depende de la legislación de cada país, en términos generales para que un producto pueda llevar el término "light" o "bajo en calorías" la regulación sólo exige a los fabricantes que tenga un 30% menos de calorías que el que alimento "normal". Esto ha conducido a disparates como sustituir las saludables grasas contenidas de forma natural en determinados alimentos por azúcares. En efecto, han reducido las calorías, pero los han hecho más pobres nutricionalmente, menos saciantes y potencialmente dañinos para la salud.

Como veremos más adelante tan importante como las calorías es la respuesta hormonal que originan los alimentos que ingerimos y la que produce el azúcar concretamente no es ni mucho menos mejor que la de la grasa (al contrario). Muchos productos procesados se venden como 0% grasa o bajos en calorías, pero para evitar que se vuelvan insípidos les agregan azúcar y edulcorantes artificiales que lo convierten en una opción menos sana que el original. Justo lo contrario de lo que intentan vender.

Mito: comer sin sal es más sano

Si bien es cierto que un exceso de sal puede aumentar la presión arterial y en consecuencia originar enfermedades cardíacas, en realidad todo esto se debe a una descompensación en el ratio sodio/potasio. Reducirlo todo a quitar la sal de la dieta es olvidarse de la otra parte de la ecuación: aumentar el potasio (fruta y verdura).

Además la sal es necesaria, una ingesta insuficiente de sodio puede ocasionar trastornos cognitivos, diabetes, y síndrome metabólico. En el equilibrio está la virtud, toma sal, evita los productos procesados con exceso de sodio y come suficiente fruta y verdura.

Mito: el desayuno es la comida más importante

El desayuno no es más ni menos importante que ninguna otra comida. Pero si justificas la falsa creencia de que es imprescindible comenzar el día con un energizante festín de azúcar (café, leche o zumo con azúcar, tostadas con mermelada, croissants y demás bollería o cereales de desayuno azucarados), flaco favor le estás haciendo a tu salud.

El desayuno no es ni imprescindible ni sus alimentos deben diferenciarse a los que tomarías en cualquier otra comida. Mucha gente consigue cambios sorprendentes en su físico y su salud simplemente cambiando sus hábitos en el desayuno, sustituyendo algo similar al ejemplo anterior por unos huevos revueltos o cualquier otra opción más saludable.

Pero si eres de los que se levanta con el estómago cerrado no te preocupes, es mejor no comer nada que el festín de azúcar que durante años nos ha vendido la publicidad como desayuno ideal.

Mito: el marisco y la carne son los culpables de altos niveles de ácido úrico

Eliminando por completo de tu dieta el consumo de carne, pescado y marisco (lo cual sería terrible para tu salud) sólo conseguirías bajar entre un 10 y un 15% tu ácido úrico, pues dos tercios es producido directamente por el cuerpo. Este es el motivo por el que un gran número de vegetarianos veganos padecen gota sin que ello sea ninguna contradicción en sí.

Son muchos los factores relacionados con los niveles altos de ácido úrico (hiperuricemia): el abuso de alcohol, niveles altos de triglicéridos, hipertensión, insuficiencia renal, obesidad o herencia genética. Es decir, el consumo de purinas es el desencadenante, pero la causa subyacente se debe buscar en otro sitio y generalmente suele ser un excesivo consumo de alcohol y azúcares.

Tu ignorancia es su negocio

Pastillas o batidos para adelgazar. Dietas alcalinas, o alcalinizadores de agua. Dietas "personalizadas" en Herbalife de las que sales cargado de suplementos y pastillas que no necesitas. Alimentos funcionales como Danacol, Benecol, Vidacol o Flora pro.activ... Enzimas prodigiosas. Dietas según el grupo sanguíneo. Productos light. Cereales de desayuno azucarados a los que le ponen de nombre "Fitness". Alimentos enriquecidos con vitaminas y minerales. Dietas depurativas a base de zumos. Petitsuis que son más una golosina que un alimento con los que tratan de hacerte creer que tus hijos crecerán mejor...

Si buscas consejo en los anuncios en vez de en los estudios científicos, te engañarán como a un pardillo. Leer e investigar cuesta trabajo, pero no hacerlo te cuesta dinero y salud. A ti, y a tu familia.

Mirar atrás para avanzar hacia adelante

La medicina moderna ha tenido un reconocible éxito en su lucha contra las enfermedades infecciosas que eran la principal preocupación hace un siglo. Sin embargo está fracasando en su lucha contra las llamadas enfermedades de la civilización: obesidad, diabetes, cáncer, enfermedades degenerativas y cardíacas. Dolencias que no tienen su origen en un virus o una bacteria, sino en un estilo de vida y alimentación determinado.

Para el año 2050 dos de cada tres personas padecerá diabetes, el 95% obesidad o sobrepeso, y el 50% de la población tendrá cáncer. Además cada vez son más comunes las alergias, las intolerancias, el síndrome de colon irritable o los problemas en la piel. Para entender el por qué de todas estas enfermedades debemos tener presentes 2 evidencias que paradójicamente hemos pasado por alto de forma generalizada.

1. El ser humano tiene más de 2,5 millones de años de antigüedad[11], de los cuales comenzamos a cultivar cereales masivamente hace únicamente 10.000, y tan sólo hace 200 años empezamos a introducir en nuestra dieta productos como azúcar, grasas trans, o aditivos artificiales.
2. Hoy nadie duda sobre la validez de la teoría evolutiva, según la cual con el paso de generaciones los seres vivos evolucionamos para adaptarnos mejor al hábitat. Y la alimentación no es una excepción de adaptación evolutiva.

Es lógico pensar que nuestro cuerpo está adaptado y responderá mejor con aquellos alimentos que lleva consumiendo el 99% de su historia (vegetales, carne, pescado, fruta...) frente a los que lleva consumiendo el 1% (cereales, leche) y más aún los recientemente introducidos con la industrialización alimentaria, que representaría el

---

[11] http://es.wikipedia.org/wiki/Homo_sapiens#Origen_y_evoluci.C3.B3n

0,0001% (comida procesada, aditivos artificiales, grasas trans, azúcares, edulcorantes artificiales, harinas refinadas...) En la actualidad el 75% de nuestra alimentación consiste en productos que el hombre del paleolítico no consumía: cereales, azúcares, aceites vegetales, lácteos y bebidas alcohólicas.

La esencia de La Dieta Paleo es entender la nutrición desde el prisma de nuestra evolución. No se trata de vivir como lo hacía el hombre de las cavernas, sino de evitar menospreciar la adaptación de nuestro genoma durante el periodo más largo de nuestra historia, y tomarlo como un punto de partida para construir un estilo de vida saludable. Algunos la consideran una dieta de moda más, quizá ignoran que en todo caso sería *una moda con 2,5 millones de años de antigüedad, el 99% de nuestra historia como seres humanos.*

Sabemos que el hombre del paleolítico apenas padecía enfermedades y tenía una esperanza de vida de 35 años, 54 si descartamos la mortalidad infantil lógica por la falta de medios y salubridad. Pongamos esa cifra en contexto: sin medicina moderna, en un entorno hostil, donde tenía que protegerse de las fieras, salir a buscarse su alimento y resguardarse del frío en cavernas. Con el descubrimiento de la agricultura en el neolítico la esperanza de vida disminuyó hasta los 20 años y se ha mantenido por debajo de los 31 hasta el siglo XX.

Nuestra esperanza de vida descendió al introducir los cereales en nuestra dieta, pero además los restos fósiles nos han revelado que el hombre del neolítico tenía menor densidad ósea, más anemia, más caries, menor altura y un cerebro más pequeño. La agricultura nos dio facilidades para alimentarnos, pero nuestra salud, adaptada durante millones de años a una alimentación radicalmente diferente, pagó el precio.

Según los antropólogos cualquier hombre del Paleolítico, de hasta 1,80 m de estatura y 85 kg de peso, podría haberse codeado cómodamente con cualquier decatleta de nuestros tiempos, mientras que el agricultor del neolítico daría paso a un hombre físicamente deteriorado.

Y no sólo la evidencia paleontológica nos muestra esto. Si nos fijamos en tribus actuales que mantienen estilos de vida ancestrales de cazadores-recolectores encontramos lo mismo: cuerpos fibrados con ausencia total de obesidad, hipertensión arterial, ictus cerebrales, cáncer, patologías neurodegenerativas, diabetes ni acné. Cuando se introducen los estilos occidentales en esas tribus comienzan a padecer todas esas enfermedades (caso de los aborígenes australianos o los indios nativos americanos por ejemplo), por lo que el componente genético no es la explicación.

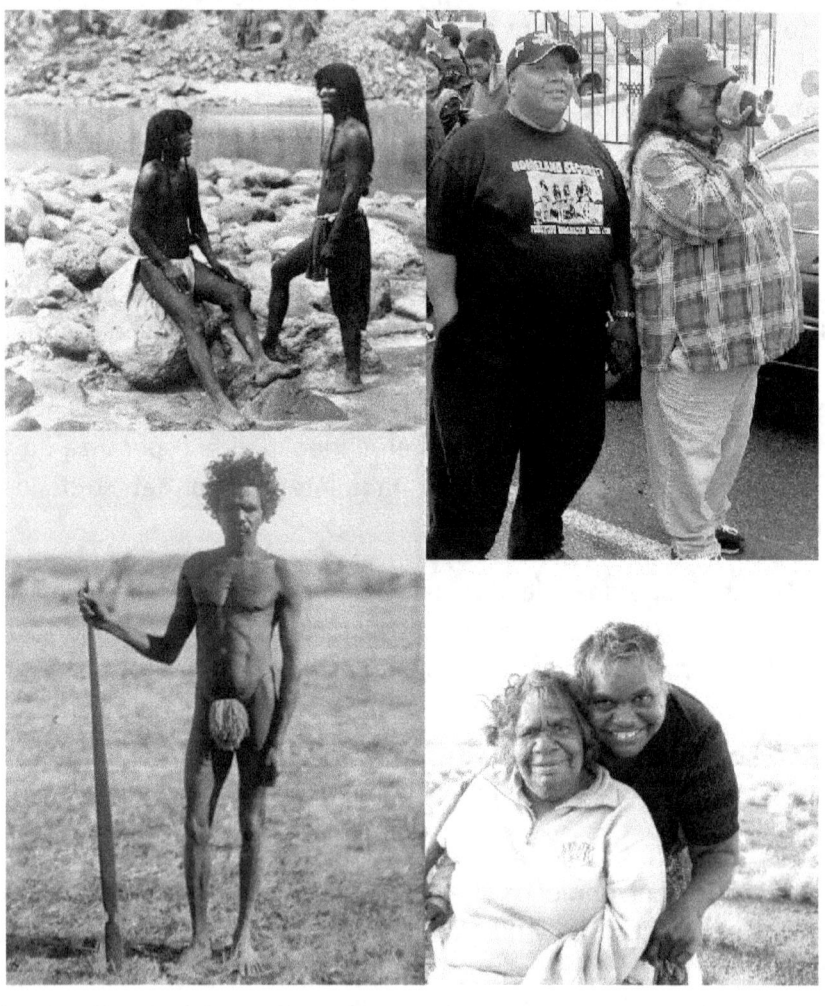

Los habitantes de Okinawa en Japón hasta ahora ostentaban el título de ser la población más sana y longeva del planeta. Su dieta estaba basada en verduras que ellos mismos cultivaban, pescado, algas, arroz, soja fermentada y fruta. No tomaban azúcar ni productos procesados. Tomaban el sol, practicaban tai-chi, y se mantenían activos y trabajando durante toda su vida. Sin embargo la gente de joven de Okinawa ha adquirido la nefasta costumbre de comer pizzas, pollo frito, hamburguesas y refrescos azucarados. En la actualidad tienen el record de ser la ciudad japonesa con mayor índice de obesidad juvenil.

En el último siglo la medicina moderna ha logrado aumentar la esperanza de vida, pero la contrapartida es que gran parte del tiempo que hemos ganado lo pasamos enfermos o inválidos. [12] La medicina ha centrado sus esfuerzos en tratar la enfermedad en lugar de prevenirla (buenas noticias para la industria farmacéutica, que consigue así clientes crónicos que pasan media vida polimedicados). Sabemos qué es lo que nos enferma, pero en vez de evitarlo hemos asumido que la decadencia física y mental es algo inevitable con el paso de los años, y que pasar nuestros últimos años de vida inválidos tomando media docena de pastillas al día es nuestro destino natural y el precio a pagar por vivir más años.

Pero no es cierto. La forma natural de vida del hombre es la misma que la de animales que no han visto alterado su hábitat: llegar al final de nuestros días sin apenas haber padecido enfermedad y encontrar una muerte repentina. ¿Somos conscientes del tipo de vida que estamos escogiendo dejándonos a la suerte de la medicina en vez de preocuparnos por nuestra propia salud?

Afortunadamente hoy tenemos la posibilidad de aunar la medicina moderna, la abundancia de alimentos, y nuestras cómodas vidas modernas con una alimentación similar a la que condujo al hombre del paleolítico a ser nuestro antepasado con mayor esperanza de vida, el más fuerte, el más sano y el que padecía menos

---

[12] http://psychsocgerontology.oxfordjournals.org/content/early/2010/12/06/geronb.gbq088.abstract

enfermedades. Tú controlas al menos el 70% de cuánto vas a vivir y en qué condiciones. Al alcanzar los 50 años, tu estilo de vida dicta el 80% de cómo envejeces, sólo el 20% restante viene dado por la genética heredada.

Por supuesto, no podemos recrear el hábitat natural de hace 2 millones de años. Las frutas y verduras de las que se alimentaban en el paleolítico no tenían abonos químicos ni pesticidas artificiales. Su carne no había sido tratada con hormonas ni antibióticos ni se alimentaba de cereales sino que pastaba en libertad. Su pescado tampoco estaba contaminado por metales pesados ni era criado de forma artificial en piscifactorías. Pero todos esos inconvenientes tienen solución, al menos en gran medida:

- Opta por alimentarte de animales criados en libertad, alimentados de forma natural sin tratar con hormonas ni antibióticos. Si esto no es posible aparta su grasa antes de cocinarlo pues es ahí donde se acumulan los tóxicos.
- Adquiere huevos de gallinas criadas de forma ecológica o al menos de gallinas camperas (fíjate que el primer dígito en su código sea un "0" o un "1")
- Si decidas beber leche encuentra un productor que te venda leche ecológica (ganado que se alimenta principalmente de pasto y sin tratar con hormonas ni antibióticos).
- En aquellas frutas y verduras donde generalmente se emplean pesticidas para combatir ciertas plagas (espinacas, uvas, fresas, manzanas...) escoge en la medida de lo posible productos orgánicos. Pero sobre todo no te olvides de lavar bien las frutas y verduras antes de consumirlas.
- En cuanto al pescado si buscamos calidad debemos evitar el pescado de piscifactoría, pero a la vez es recomendable no consumir las especies de gran tamaño, pues son las que contienen mayores concentraciones de metales pesados (emperador o pez espada, atún rojo...) y optar por especies pequeñas: anchoas, sardina, salmón, arenque, lenguado, caballa (del atlántico mejor que del golfo).

- Trata de evitar los aditivos artificiales y los "venenos modernos" creados por la industria alimentaria en los últimos años ¿Quieres saber cuáles son? Sigue leyendo.

Venenos modernos

Hasta ahora lo políticamente correcto en nutrición ha sido decir que ningún alimento es malo, y que hay que comer de todo un poco. Pero el resultado de esas vagas recomendaciones ya lo sabemos y quizá es hora de mojarse un poco más. Hay alimentos perjudiciales, por su contenido en ciertas sustancias bioactivas y/o antinutrientes. Algunos son perjudiciales para una gran parte de la población y otros favorecen o contribuyen a la aparición de enfermedades

Azúcar

El azúcar es un producto refinado que puede obtenerse indistintamente de la remolacha o la caña de azúcar. Las primeras referencias que tenemos de él datan de hace 2600 años, por lo que estamos hablando de un producto moderno. Claro que el hombre del paleolítico podía encontrar azúcar en la naturaleza, pero para ingerir el equivalente a una lata de Coca-Cola tendría que pasar 5 días masticando caña de azúcar.

En los años 80 las instituciones sanitarias lanzaron la señal de alarma frente a la creciente obesidad de la población y achacaron el problema a las grasas de los alimentos. Las mismas autoridades sanitarias que en una vez desaconsejaron la actividad física o promovieron el tabaco[13], erraron una vez más y dieron lugar a una emergente industria de productos light, que eliminaron las grasas de los productos procesados sustituyéndolas por azúcar para que siguieran teniendo buen sabor.

---

[13] https://www.youtube.com/watch?v=azupWzfQBjM

El azúcar origina obesidad, diabetes, aumento del colesterol y los triglicéridos, caries, dificulta la absorción del calcio y el magnesio, y está directamente relacionado con varios tipos de cáncer, artritis, asma, esclerosis múltiple, acidez, indigestión, mala absorción, enfermedad de Crohn, colitis ulcerosa, gingivitis, envejecimiento prematuro, piedras en la vesícula, apendicitis, hemorroides, varices, osteoporosis, eccema, cataratas, miopía, gota y migrañas.

El azúcar es tan adictivo que es equiparable a drogas como la nicotina o la morfina[14], y tan perjudicial que debería considerarse como lo que es, un veneno que mata lento. Sin embargo el 80% de los productos que podemos encontrar en un supermercado tienen azúcar añadida y aún hoy mucha gente vive engañada creyendo que come saludable por adquirir comida procesada 0% grasa, cereales de desayuno azucarados 'fitness', o seguir una dieta vegetariana en la que no faltan los dulces.

Grasas trans

Las grasas trans son un invento de la industria alimentaria que consiste en hidrogenar aceites vegetales con el fin de alargar la vida de los productos procesados (y acortar la tuya) que pueden aguantar así más tiempo en los lineales de los supermercados. También están presentes de forma natural en pequeñas cantidades en la carne y los lácteos, pero éstas, al contrario de las artificiales, no suponen un riesgo para la salud.

Los ácidos grasos trans (en inglés trans fatty acids o TFA) están directamente relacionados con un incremento de enfermedades cardiacas, diabetes y cáncer. A pesar de que la Organización Mundial de la Salud lanzó en 2007 una recomendación a los gobiernos de todo el mundo para que tomaran medidas a día de hoy los ataques al

---

[14] http://www.ncbi.nlm.nih.gov/pubmed/12055324

corazón son la consecuencia del lucro de una industria sin escrúpulos que se aprovecha de la desinformación para envenenar conscientemente a sus clientes. Exactamente igual que las tabacaleras.

Las grasas trans se esconden bajo nombres como "grasa vegetal", "grasa vegetal hidrogenada" o "grasa vegetal parcialmente hidrogenada" y están presentes en la margarina (sí, esa en la que dibujan la forma de un corazón en el envase insinuando que es buena para tu corazón y haciendo que mucha gente la escoja en vez de la saludable mantequilla) y en multitud de productos elaborados como palomitas, snaks de patatas, galletas, bollería industrial, magdalenas, donuts, helados, comida rápida, pizzas congeladas, sopas de sobre, y productos precocinados como croquetas, empanadillas o canelones.

Exceso de Omega-6

Algunas enfermedades como osteoporosis, artritis, asma, cáncer, enfermedades inflamatorias, autoinmunes y cardiovasculares tienen su origen en la descompensación del ratio Omega-6/Omega-3. Si bien lo ideal sería tener 1:1 en la población occidental el abuso de los baratos aceites de semillas y el bajo consumo de pescado nos ha conducido a un desastroso ratio de 16:1 (16 veces más Omega-6 que Omega-3). ¿Cómo corregirlo?

1. **Evita los alimentos ricos en Omega-6:** básicamente aceites de semillas (girasol, maíz, colza, soja, cáñamo...). La carne, huevos, lácteos y frutos secos ya nos proporcionan suficiente cantidad de este ácido graso.
2. **Incrementa los alimentos ricos en Omega-3:** anchoas, sardina, salmón, arenque, lenguado, caballa, mejillón, lenguado y ostras.

Cereales

Podrías pensar que 10.000 años es mucho tiempo para adaptarse, pero en términos evolutivos son un abrir y cerrar de ojos. Los cereales contienen anti-nutrientes, sustancias que interfieren en la absorción de ciertos minerales y proteínas, y que en muchas personas puede causar inflamación intestinal.

Además el gluten, presente en algunos cereales como el trigo, centeno, espelta y avena, es una proteína que daña tu sistema inmune [15] y produce inflamación [16] sin necesidad de padecer enfermedad celíaca. Más del 73% de las personas que padecen psoriasis mejoran al suprimir el gluten de su dieta. Según otro estudio las dietas sin gluten disminuyen adiposidad, inflamación y resistencia a la insulina[17].

El problema podría parecer pequeño si pensamos que se soluciona simplemente eliminando cereales, harinas, pan y bollería. Sin embargo más de la mitad de los alimentos que se comercializan actualmente contienen gluten de trigo, cebada, centeno o avena como espesante o aglutinante, en forma de contaminación cruzada o incluso por adulteración. De ahí la importancia de evitar alimentos procesados en la medida de lo posible.

Si a todo lo anterior añadimos que los cereales en comparación con otros alimentos presentan una baja densidad, una alta carga calórica, y que son poco saciantes, prescindir de ellos en nuestra dieta se postula como la mejor elección posible. ¿Y qué hay de los cereales integrales? ¿No eran lo más sano del mundo? Los cereales integrales son si cabe aún peor [18], pues contienen mayor

---

[15] http://europa.sim.ucm.es/compludoc/AA?articuloId=195299
[16] http://www.ncbi.nlm.nih.gov/pmc/articles/PMC1954879/
[17] http://www.ncbi.nlm.nih.gov/pubmed/23253599
[18] http://www.ncbi.nlm.nih.gov/pubmed/1264463

concentración de antinutrientes y acumulación de tóxicos como arsénico[19].

Cuando las autoridades sanitarias inventan una pirámide nutricional situando los cereales en su base ¿lo hacen atendiendo a la salud de sus ciudadanos o a intereses económicos y políticas agrarias del país?

Alcohol

El consumo de alcohol puede causar hasta 60 enfermedades, algunas de ellas mortales, que incluyen problemas en boca, hígado, páncreas, estómago y sistema nervioso. Está relacionado con varios tipos de cáncer, anemia, cirrosis, demencia y enfermedades cardiovasculares.

Lamentablemente se ha popularizado, incluso entre el colectivo sanitario, el mito de que con moderación puede resultar beneficioso para la salud tomar una copa de vino con las comidas. Si bien es cierto que el vino contiene sustancias beneficiosas como el resveratrol, no existen estudios que confirmen que sus virtudes superen las consecuencias negativas de su consumo. Además dichas sustancias no son exclusivas del vino, pudiéndose obtener también de otros alimentos que carecen de estos riesgos.

Aunque el alcohol en moderación no sea tan dañino para la salud como lo es el azúcar o el tabaco, lo prudente es evitarlo por completo también.

---

[19] http://pubs.acs.org/doi/abs/10.1021/es801238p

Soja

Uno de los mayores engaños de la industria alimentaria. Se ha publicitado como alimento saludable tanto, que la mayoría se lo han creído y no es difícil encontrar gente preocupada por su salud (preocupada pero desinformada) sustituyendo leche de vaca por leche de soja, o comprando yogur con soja.

La soja es barata, hay sobreproducción a nivel mundial gracias a las semillas transgénicas, e intentan colárnosla por todos lados, bien como ingrediente principal o como aditivo de productos procesados (emulgente, emulsificante, estabilizador, espesante, antioxidante...) De productos que la contienen los herbolarios y las secciones dietéticas de los supermercados están llenos.

La soja contiene disruptores endocrinos que producen problemas de tiroides inhibiendo la T3 y T4, fitoestrógenos relacionados con infertilidad y cáncer, además de antinutrientes que afectan a la enzima tripsina, impidiendo la absorción de proteína y afectando a la función pancreática.

Los componentes tóxicos de la soja se desactivan cuando se fermenta (natto, miso, tempeh o salsa de soja) que son precisamente los alimentos provenientes de la soja que consumen las regiones orientales. En el caso de la salsa de soja además contiene trigo, pero es posible encontrar salsa de soja 'gluten free' que en principio no es perjudicial.

Alimentos cuestionados

El consumo de leche de otros animales comenzó hace solo 10.000 años, junto con la agricultura y la domesticación de algunos animales. Esto explica que una parte importante de la población mundial sea intolerante a la lactosa (el azúcar de la leche). Casi el 10% de la población occidental, entre el 20 y 70% de los africanos (depende mucho de la zonas) y más del 90% de los asiáticos.

Por otra parte su industrialización nos ha conducido a un producto que dista mucho del que podemos encontrar en la naturaleza. La leche de tetrabrik que podemos encontrar en las tiendas procede de vacas alimentadas con pienso, inyectadas con antibióticos y hormonas en algunos casos, y que después pasa por múltiples procesos que la desnaturaliza y acaba con todas sus propiedades beneficiosas: UHT (Ultra High Temperature), homogenización, deodorización y otros tratamientos químicos.

Si te gusta y la toleras bien, puedes tomar leche, pero procura que sea de producción ecológica, de animales que pasten en libertad y en los que no se usen antibióticos ni hormonas. Escoge leche entera siempre, pues las vitaminas se concentran en la grasa y además cuanto menos procesado sea un alimento siempre mejor. La leche de cabra es más parecida en su composición a la leche humana (menos caseína y menos lactosa), por lo que en general es más sana y fácil de procesar por nuestro organismo. En general los lácteos fermentados como el yogurt o el queso son mejor tolerados y además es más sencillo encontrarlos de producción ecológica.

Si no te gusta no intentes sustituirla por sucedáneos como leche de soja, que es peor opción para la salud, ni leches vegetales que suelen llevar cantidades ingentes de azúcar, como la leche de almendras. La excepción es la leche de coco, que es una buena opción para cocinar y como ingrediente de ciertos platos (siempre que encuentres leche de coco 100%). Algunas personas que no toleran la leche sí pueden consumir queso o lácteos fermentados como yogur, kéfir, que además ayudan a mantener sana la flora intestinal.

Existen muchos alimentos ricos en calcio además de los lácteos: espinacas, col, brócoli, judías blancas, sardinas, salmón, almendras... Pero en cualquier caso las necesidades de este mineral han sido sobreestimadas. Países con bajo consumo de lácteos como Japón presentan tasas reducidas de osteoporosis. Cada vez se tienen más evidencias del peso de otros factores en la salud ósea: vitamina D, magnesio, proteína y ejercicio físico.

Otro de los alimentos cuestionados y "prohibidos" en algunos libros Paleo son las legumbres, principalmente por su contenido en anti-nutrientes. Sin embargo esos anti-nutrientes pueden desactivarse haciendo algo que ya hacemos con las legumbres: dejándolas en remojo. Desde mi punto de vista tomando esta sencilla precaución no tiene ningún sentido privarse de legumbres si te gustan, especialmente de una de las más completas que existen: las lentejas.

En resumen: come COMIDA REAL

La comida real NO tiene ingredientes, la comida real SON los ingredientes. La gran mayoría de invenciones de la industria alimentaria son las que nos están enfermando. Esto no significa que tengamos que volvernos quimifóbicos empedernidos: ni todo lo natural es bueno, ni todo lo artificial es malo.

Los primeros libros sobre La Dieta Paleo sirvieron de punto de inicio para tomar como marco conceptual la biología evolutiva y aplicarlo para entender el origen de muchos de los males de la alimentación y el estilo de vida moderno. Sirvió para despertar a parte de la comunidad científica, y pronto empezaron a surgir cientos de estudios.

Pero la otra cara de la moneda es que introdujeron nuevos dogmas en los que debemos evitar caer. Debemos evitar los simplismos, las verdades absolutas y las discusiones vacías sobre si un alimento determinado "es paleo" o no. La pregunta que debes hacerte es: ¿es bueno para ti?

Macronutrientes

Proteínas: destruyendo mitos

Su nombre original viene del griego *proteios* que vendría a significar algo así como 'de importancia primordial'. Después del agua la proteína es el elemento más abundante en el cuerpo. La componen 20 aminoácidos que son empleados por el organismo como materia prima para la construcción de músculo, tendones, órganos, glándulas, uña, cabello, enzimas, hormonas, neurotransmisores...

El cuerpo es capaz de sintetizar 11 aminoácidos por sí mismo, pero existen 9 que únicamente puede obtener a través de la dieta (o los comes, o enfermas) son los aminoácidos esenciales. Las fuentes de proteína que contienen todos los aminoácidos esenciales se denominan completas, y son aquellas de origen animal: carne, pescado, huevos y lácteos. Este es el motivo por el que las dietas vegetarianas son sinónimo de malnutrición y enfermedades.

Según su valor biológico (que es la medida de la absorción y síntesis en el cuerpo de la proteína procedente de la ingesta de alimentos) el huevo es el tipo de proteína que mejor asimilamos, seguida por el pescado y la carne roja (en este orden) y dejando las últimas posiciones para la proteína de origen vegetal. Es decir, la proteína vegetal no sólo no es completa, sino que además no se absorbe bien.

La carne es de las mejores fuentes de niacina, vitamina E, retinol, zinc, hierro, potasio, carnosina y creatina. Pero si existe un alimento con una alta densidad nutricional ese son los órganos (hígado, corazón, sesos). Además de esto estudios revelan que consumir únicamente músculo (lo que llamamos generalmente carne) dejando de lado los órganos nos conduce a un desequilibro en el perfil de aminoácidos que ingerimos: mucha metionina y poca glicina.

Si te gusta la gelatina, el caldo de huesos, los callos a la madrileña o la oreja adobada estás de enhorabuena. Las llamadas proteínas de la juventud como el colágeno o la elastina se encuentran en mayor concentración en los tejidos y los huesos y por tanto su consumo es muy recomendable.

Aún a día de hoy sobreviven dos falsos mitos sobre la proteína que incluso algunos (pocos) profesionales sanitarios sostienen sin ruborizarse cada vez que se les pregunta sobre dietas altas en proteína: que son malas para el hígado y para los riñones. Nada más lejos de la realidad.

Del mismo modo que si induces a tus músculos a un estrés como es realizar pesas éstos responden con una adaptación que los hace más fuertes, al aumentar el nivel de trabajo al que tus riñones están acostumbrados estos aumentan de tamaño sin que ello sea más que una adaptación natural y no suponga riesgo alguno[20]. Pero he aquí el origen del mito. Es cierto que cuando existe enfermedad renal se debe reducir el consumo de proteína, del mismo modo que si te rompes un brazo debes aparcar las pesas, pero que algo no sea recomendable para pacientes con determinada patología no quiere decir que ese algo sea lo que cause dicha patología.

Lejos de ser la proteína, las principales causas de daño renal son la hipertensión, la diabetes y el abuso de medicamentos. De nuevo, los causantes de estas enfermedades son viejos conocidos nuestros: el azúcar y la fructosa.[21]

El siguiente mito es que dietas altas en proteína causan daño hepático, lo cual tiene su origen únicamente en la ignorancia de quien lo afirma. La proteína no sólo no daña el hígado sino que lo regenera[22], de hecho el tratamiento para enfermos hepáticos es justamente aminoácidos.

---

[20] http://www.nutritionandmetabolism.com/content/2/1/25
[21] http://ajcn.nutrition.org/content/86/4/899.long
[22] http://www.sciencedaily.com/releases/2013/10/131022131750.htm

En cuanto a cantidades recomendadas, la Organización Mundial de la Salud sitúa entre 0,8 y 1 gramo de proteína por kilo de peso su recomendación, que podría ser válida para personas sedentarias. Estudios científicos elevan esa cantidad a entre 1,3 y 2 gramos en el caso de los deportistas[23] y personas que necesiten perder grasa.[24] En el otro extremo superar los 4 gramos no supone ningún beneficio adicional, pero puede dejar de ser saludable.

Uno de los riesgos reales en el consumo de proteína es su glicación, que genera compuestos llamados PGAs (productos de glicación avanzada) que contribuyen al envejecimiento general del cuerpo. Para combatirlos basta con evitar el consumo de azúcares, evitar quemar la carne o cocinarla a temperaturas excesivas, y realizar ayunos intermitentes.

[23] http://www.ncbi.nlm.nih.gov/pubmed/22150425
[24] http://www.ncbi.nlm.nih.gov/pubmed/16046715

Grasas: las infravaloradas

Las grasas cumplen infinidad de funciones en el organismo. Son la fuente energética preferida, forman las membranas de todas y cada una de las células de tu cuerpo, sirven para producir hormonas esenciales y además son necesarias para la absorción de vitaminas liposolubles y otros nutrientes como por ejemplo el licopeno.

Los falsos mitos nutricionales, incluyendo algunos que aún se enseñan en las aulas de medicina, aún sobreviven de espaldas a la verdadera ciencia. Se dan por ciertas ideas muchas veces sin saber de dónde proceden o si han sido demostradas. Y con ello se nos aleja de la verdadera salud, porque es obvio que la obesidad se ha incrementado a pesar de la fobia a las grasas, las personas siguen muriendo de infarto a pesar que no cesamos de vigilar el colesterol y las autoridades siguen recomendando lo que sabemos que no funciona.

Con relación a las grasas dos son los grandes mitos que aún hoy persisten a pesar de haber quedado científicamente desmontados una y otra vez. El simplista y erróneo "si comes grasa, acumula grasa" nos condujo a toda una industria de productos light y 0% grasa, que lejos de alejarnos de la obesidad supuso un atajo directo hacia ella. Se sustituyó la saludable grasa presente de forma natural en los alimentos por azúcar (menos calórico que la grasa, y mucho más barato) además de otros aditivos artificiales, que tuvo como resultado una epidemia de obesidad, daños metabólicos, y enfermedades de muchos tipos.

El segundo mito es que las grasas saturadas son malas para la salud porque al contener colesterol podrían producir enfermedad cardíaca. Hoy sabemos que esto no es cierto, y alimentos con grasas saturadas como el huevo o el coco han pasado de ser injustamente desaconsejados a comenzar a recibir el prestigio que merecen. El primero por ser uno de los alimentos más completos que existen, y el otro por ser la grasa ideal para cocinar gracias a su termoestabilidad.

Francia es uno de los países con mayor consumo de grasas saturadas (paté, mantequilla, carne, nata, queso...) y sin embargo tienen un ratio de muertes por enfermedad coronaria menor a la mitad que en Estados Unidos, que tiene un consumo notablemente inferior de grasas saturadas.

Además de saturadas las grasas también se clasifican en insaturadas, que engloban las mono y poliinsaturadas. En el grupo de las poliinsaturadas se encuentra tanto lo mejor como lo peor de las grasas: las de origen animal, que son las buenas (pescado azul) y las de origen vegetal (aceite de girasol, maíz, soja, colza...) que a pesar de que todo el mundo lo hace porque son baratas no deben emplearse para cocinar ya que se oxidan fácilmente, además de contener unos excesivos niveles de Omega 6.

Del mismo modo que en la proteína encontramos aminoácidos esenciales, imprescindibles para la vida y que únicamente podemos obtener a través de la dieta, también existen unos ácidos grasos esenciales. Son los ácidos grasos linoleico y alfa-linolénico. Si estos se suministran en la cantidad suficiente el organismo humano puede sintetizar a partir de ellos el resto de ácidos grasos que necesita.

El ácido linoleico pertenece a la familia de Omega-6, siendo muy sencillo cubrir nuestras necesidades ya que está presente en multitud de alimentos de forma natural: huevos, frutos secos, lácteos, verduras...

El ácido graso alfa-linolénico por su parte pertenece a la familia del Omega-3. Por si aún no lo sabes el Omega-3 es uno de los nutrientes más importantes para tu cuerpo: reduce la obesidad[25], protege contra el cáncer de próstata[26], es antiinflamatorio[27], protege contra la inmunosupresión producida por la radiación UV (es un protector solar natural) [28], mejora la síntesis proteica [29], es

[25] http://www.ncbi.nlm.nih.gov/pubmed/18065585
[26] http://www.ncbi.nlm.nih.gov/pmc/articles/PMC2820568/
[27] http://www.ncbi.nlm.nih.gov/pubmed/16531187/
[28]
http://ajcn.nutrition.org/content/early/2013/01/30/ajcn.112.049494.abstract

fundamental para el desarrollo del cerebro del bebé[30], evita el empeoramiento de la vista con la edad[31], reduce la depresión[32], disminuye la mortalidad del cáncer[33], disminuye los niveles de homocisteína en diabéticos[34], reduce el acné[35], mejora la memoria[36], mejora la sensibilidad a la insulina[37], y así podríamos seguir y dedicar el libro entero a describir las bondades de esta sustancia tan infravalorada.

Debes saber que existen 3 formas de Omega3: DHA, EPA y ALA. Los que necesita nuestro cuerpo son DHA y EPA, que son los que encontramos en el pescado, el marisco y los sesos, de ahí la importancia de su consumo.

El ALA es el Omega-3 de origen vegetal, que si bien nuestro cuerpo lo puede transformar en DHA y EPA, esta conversión resulta muy ineficiente (menos del 5%) por lo que su consumo es poco práctico. Ahora ya puedes reírte a gusto cuando oigas eso de que las nueces son una de las mejores fuentes de Omega-3, o cuando la industria alimentaria trate de venderte haciendo pasar por saludable cualquier tipo de producto procesado enriquecido con Omega-3 vegetal (completamente inútil).

Si bien ambos son necesarios, el ratio saludable de Omega-3:Omega-6 va de 1:1 a 1:4 (a partir de 1:5 se produce un estado inflamatorio) sin embargo las dietas occidentales llegan a 1:16 o incluso 1:20 por lo que es esencial reducir el consumo de Omega-6, especialmente aceites de semillas como girasol, maíz o soja, y aumentar la ingesta de pescado azul, marisco y sesos.

---

[29] http://www.sciencedaily.com/releases/2007/05/070509161106.htm
[30] http://www.sciencedirect.com/science/article/pii/S0006899308021033
[31] http://www.sciencedaily.com/releases/2011/03/110314163439.htm
[32] http://www.ncbi.nlm.nih.gov/pubmed/21939614
[33] http://www.ncbi.nlm.nih.gov/pubmed/24496442
[34] http://www.ncbi.nlm.nih.gov/pubmed/19540739
[35] http://www.ncbi.nlm.nih.gov/pubmed/23206895
[36] http://www.ncbi.nlm.nih.gov/pubmed/18620024
[37] http://www.ncbi.nlm.nih.gov/pubmed/19202385

El Omega-3 es una sustancia muy inestable que con el tiempo y el calor tiende a enranciarse, motivo por el cual desaconsejo el uso de suplementos de Omega3 (especialmente los que van en perlas transparentes). La mayoría de suplementos de Omega-3 no contienen las cantidades que indican o están enranciados[38]. Si quieres equilibrar tu ratio elije pescado y marisco fresco siempre que sea posible y evita someterlos a altas temperaturas (como freírlos) ya que entonces pierden sus propiedades, cocínalos al vapor o a fuego muy lento.

---

[38] http://www.nature.com/srep/2015/150121/srep07928/full/srep07928.html

Carbohidratos: el error de meter a todos en el mismo saco

Como ya hemos visto hay aminoácidos esenciales (presentes en la proteína de origen animal) y ácidos grasos esenciales (omega 3 y 6), por lo que sería de esperar algo así como "carbohidratos esenciales". Aunque no existe tal cosa y podemos vivir perfectamente sin ingerir carbohidrato (pero no sin ingerir grasa ni proteína) sí encontramos en los carbohidratos "fitoquímicos", sustancias que, sin ser esenciales para la vida, protegen ante muchas enfermedades modernas.

Dentro de los carbohidratos los vegetales son sin duda el alimento más importante. Quizá este sea el único punto en el que expertos de toda condición estén de acuerdo. Los vegetales tienen una alta densidad nutricional, son una excelente fuente de fibra (mucho mejor que los cereales integrales), no presentan sustancias tóxicas ni anti-nutrientes en cantidades importantes y son saciantes.

El siguiente grupo a destacar dentro de los carbohidratos es la fruta. Deberías ver la fruta como golosinas saludables. Están cargadas de vitaminas, pero no contienen ninguna que no puedas obtener de otros alimentos (vegetales, carnes, pescado) y por el contrario tienen una carga importante de azúcar (fructosa). De modo que en función de tu nivel de actividad física o si deseas perder grasa podrás comer más o menos cantidad de fruta.

Recordemos que, pese a ser un alimento disponible en el paleolítico (y muy apreciado), era escaso ya que su disponibilidad variaba según las estaciones y además el hombre tenía que competir con el resto de animales por conseguirlas. Es conveniente tener especial cuidado con la fruta deshidratada (pasas, higos...) ya que tienen una concentración de azúcar superior, y los zumos (incluso los naturales sin azúcar) ya que al carecer de fibra se absorbe demasiado rápido.

Por último algunos almidones pueden tomarse con moderación como patata, boniato, yuca, plátano macho. Las legumbres en general y las lentejas en particular tomando la precaución de dejarlas en remojo y cocinarlas adecuadamente. Y cereales y pseudocereales que no contienen gluten ni antinutrientes como arroz (mejor basmati o de grano largo) el trigo serraceno o la quinoa.

Baja los carbohidratos, sube las grasas

En este libro encontrarás muchas recomendaciones sobre las ventajas para la salud de dietas bajas en carbohidratos. Cuando hablamos de esto nos referimos a porcentajes entorno al 30%, que sólo son bajas si lo comparamos con las desproporcionadas recomendaciones oficiales de entre 50-60% de carbohidrato.

No debes preocuparte en exceso por estos porcentajes. Al eliminar el azúcar y los cereales, y moderar el consumo de fruta estarás moviéndote en este rango sin que debas prestar especial atención a ello.

Algunas de las ventajas de las dietas "bajas" en carbohidratos son:

- Mayor pérdida de grasa comparada con dietas bajas en grasas.[39]
- Reducción de la presión arterial.[40][41]
- Aumento del HDL (colesterol bueno).[42][43]
- Mayor reducción de triglicéridos en comparación con dietas bajas en grasa.[44][45]

---

[39] http://www.ncbi.nlm.nih.gov/pubmed/17971178
[40] http://www.ncbi.nlm.nih.gov/pubmed/16409560
[41] http://www.ncbi.nlm.nih.gov/pubmed/17341711
[42] http://www.ncbi.nlm.nih.gov/pubmed/12761365
[43] http://www.ncbi.nlm.nih.gov/pubmed/19439458
[44] http://www.ncbi.nlm.nih.gov/pmc/articles/PMC2892194/
[45] http://www.ncbi.nlm.nih.gov/pubmed/19082851

- Disminución del azúcar en la sangre y mejora los síntomas de la diabetes mucho más que con dietas bajas en grasa.[46] [47] [48]

[46] http://www.ncbi.nlm.nih.gov/pubmed/19099589
[47] http://www.ncbi.nlm.nih.gov/pubmed/17447017
[48] http://www.ncbi.nlm.nih.gov/pubmed/17447017

No pierdas tiempo buscando el porcentaje óptimo

Los nutricionistas han perdido mucho tiempo tratando de encontrar un porcentaje de macronutrientes óptimo, sin embargo la biología evolutiva nos muestra que han coexistido poblaciones con porcentajes de lo más dispares que lo único que tenían en común es que gozan de una envidiable salud.

Los habitantes de Kitava consumían más del 70% de sus calorías a partir de carbohidratos (tubérculos y fruta). Por contrapartida, los Inuit del Polo Norte apenas comían carbohidratos, que representaban menos del 10% de su alimentación. Lo que todos tenían en común es lo que NO comían: ni cereales, ni azúcares, ni grasas trans.

Dejar de perder el tiempo en el reparto de macronutrientes y centrarnos en mirar alimento por alimento parece lo más sensato. Siempre partiendo de la base de que tenemos unos requerimientos esenciales que cubrir: aminoácidos esenciales (proteína animal) y grasas esenciales (pescado y marisco) además de resultar muy interesante la inclusión de fitoquímicos protectores de la salud (vegetales y fruta).

How Hunter-Gatherer Diets Vary by Geography
Percentage of Different Foods in Diet

Legend:
- Milk and corn meal
- Seeds and nuts
- Roots
- Fruits and vegetables
- Meat and fish

Groups: Inuit, Hiwi, !Kung, Hadza

Son las hormonas, ¡estúpido!

Hoy sabemos que la afirmación "hay que comer de todo" bajo la que muchos se permiten todo tipo de excesos de azúcar es una de las que más daño nos ha hecho, solo equiparable a la simplista y errónea "adelgazar es una cuestión de voluntad, basta con comer menos y hacer más ejercicio" que nos han lanzado desde instituciones gubernamentales de todo el mundo para culpar a los obesos de su propia enfermedad. La premisa es que existe un balance energético y que al ingerir menos calorías de las que gastamos, adelgazamos.

Suena lógico, pero si fuera así de sencillo la obesidad no sería la epidemia del siglo XXI. Partiendo de la base de que resulta frustrante que los mismos que te recomiendan hincharte a comer pan y cereales situándolos en la base de la pirámide alimentaria y subvencionando su cultivo se permiten el lujo de insultarte, defendiendo que el único motivo por el que estás gordo es por tu falta de voluntad.

Cegados por esta idea mucha gente pasa años haciendo dietas hipocalóricas, resignándose a pasar hambre como condición irrenunciable para poder adelgazar, junto con la de que hay que sufrir haciendo ejercicio si queremos quemar grasa. Y lo cierto es que al principio adelgazan, pero tarde o temprano sufren el 'efecto rebote' y terminan recuperando el peso perdido o incluso peor de lo que estaban. Y eso les conduce a otra dieta aún más restrictiva y de nuevo el pez que se muerde la cola. ¿Quizá es la genética, y el problema no tiene solución? No.

Comer menos no es la solución

Tu cuerpo, que es una máquina de adaptación y supervivencia, recibe las señales de escasez de alimento al someterse a una restricción calórica y/o mayor demanda de energía al realizar ejercicio de larga duración, respondiendo maximizando el aprovechamiento de los alimentos que ingieres destinando una mayor parte a la acumulación de reservas en forma de tejido adiposo (grasa).

También manda al cerebro sensación de cansancio y sueño, para reducir el movimiento y con ello el gasto energético, así como frecuentes ataques de hambre y antojos de alimentos de gran densidad calórica contra los que será muy difícil luchar en un entorno en el que la tentación acecha en cada esquina (el 80% de los productos que venden en cualquier supermercado llevan azúcar). Te sentirás cansado, bajo de energía, con sueño y ataques de hambre frecuentes.

Con el ejercicio físico sucede exactamente lo mismo. Seguramente conocerás a alguien que pasa horas corriendo, montando en bici, acudiendo a clases de spining o usando las inservibles máquinas de cardio de los gimnasios. Quizás tengan más resistencia y se sientan en forma por el hecho de hacer ejercicio, pero a nivel corporal son un hámster corriendo en una rueda: corren y corren, pero no avanzan.

El motivo es que, si bien es cierto que el ejercicio de media intensidad es el que más grasa quema durante su realización, también abre el apetito en la misma medida y puede llegar a ralentizar el metabolismo. Si queremos mejorar nuestra condición física hay que buscar la magia en los extremos: en la baja intensidad (estar de pie, movernos, caminar, subir escaleras...) y en los intervalos de alta intensidad y corta duración. Profundizaremos en ello más adelante.

El daño metabólico es una espiral: cada vez comes menos, cada vez los alimentos te engordan más, cada vez te encuentras peor y cada vez es más complicado salir. Hasta el punto de que puedes llegar a tener un físico con obesidad y un metabolismo y sistema hormonal tan dañado como el de un enfermo por anorexia. Comer menos y/o hacer ejercicio de larga duración no es la solución, sino más bien un problema del que puede costarte mucho esfuerzo y tiempo salir. No puedes engañar a tu cuerpo comiendo menos y aumentando tu actividad física sin sufrir las consecuencias.

Deja de contar calorías

Lamentablemente hay demasiada gente contando calorías, pero muy poca preocupándose por hacer llegar a su cuerpo los nutrientes que necesita. Gracias a los restos fósiles sabemos que la obesidad es una enfermedad moderna. Durante millones de años no tuvimos la necesidad de contar calorías para evitar engordar, pues nuestro cuerpo ya posee un complejo sistema hormonal que cumple a la perfección ese objetivo. Piénsalo, ningún animal en la naturaleza hace dieta.

Evolucionamos en un entorno en el que comer alimentos naturales y realizar actividad física no era una opción, no quedaba más remedio si querías sobrevivir. El problema es que mantenemos la misma programación de recompensa que nos incitaba a buscar el alimento más calórico, que podía ser carne, fruta o en el mejor de los casos algo de miel. Pero el entorno ha cambiado: la actividad física es opcional, y lo que tenemos más a mano son alimentos hiper-calóricos cargados de azúcares, harinas refinadas, grasas modificadas y saborizantes cuyo fin es estimular nuestro circuito de recompensa sin aportar apenas nutrientes.

Resulta ridículo. A la vez que ingerimos alimentos para los que no estamos adaptados genéticamente, con un impacto hormonal negativo y que tienen como primer síntoma que nos engordan, llegamos a la conclusión de que tenemos que pasarnos toda la vida pesando alimentos y contando calorías.

Haciendo una analogía es como si nos empeñamos en alimentar con diesel un superdeportivo de gasolina, y al ver que no arranca nos convencemos a nosotros mismos de que el problema quizá se solucionaría llenando menos el depósito, cuando lo lógico es sencillamente emplear el combustible para el que ha sido diseñado.

La solución pasa por volver a nuestros orígenes, a la comida REAL, a la que estamos adaptados, y dejar a un lado alimentos y factores que nos conducen a un desequilibrio hormonal:

Insulina

Es la hormona encargada de disminuir la glucosa en sangre, bien almacenándola como glucógeno en el hígado y los músculos, o en forma de grasa.

- **Equilibra:** Hacer ejercicio, perder grasa, cromo (carne, huevos, marisco)
- **Desequilibra:** Sedentarismo, azúcares, exceso de carbohidratos, grasas trans (margarina y alimentos procesados).

Glucagón

Cuando los niveles de glucosa en sangre son bajos esta hormona manda la orden de transformar el glucógeno y la grasa en energía. Se segrega únicamente cuando el nivel de insulina es bajo pues sus funciones son opuestas.

- **Equilibra:** Proteína y grasas. Ayuno intermitente.
- **Desequilibra:** Comer frecuentemente (picar entre horas), azúcares.

Cortisol

También conocida como la hormona del estrés, eleva los niveles de azúcar en sangre, presión arterial y neutraliza la inflamación.

- **Equilibra:** Relajarse, verdura, fruta, pescado, huevos, carne.
- **Desequilibra:** Situaciones prolongadas de estrés, descanso insuficiente, azúcares, alcohol, grasas trans.

DHEA

También conocida como la hormona del bienestar, aumenta la serotonina (neurotransmisor que influye en el estado de ánimo) y estabiliza la insulina.

- **Equilibra:** Verdura, fruta, pescado, huevos, carne y grasas saturadas como coco o mantequilla.
- **Desequilibra:** Azúcares, alcohol, grasas trans, soja y mijo.

Leptina

Es la hormona encargada de hacernos llegar la sensación de saciedad cuando alcanzamos una determinada ingesta. Los picos de insulina (provocados por el azúcar y harinas refinados) pueden ocasionar resistencia a esta hormona y las dietas excesivamente bajas en calorías conducen a quela leptina mande la orden de ralentizar el metabolismo a la tiroides.

- **Equilibra:** Verdura, grasas, proteínas.
- **Desequilibra:** Dietas bajas en calorías prolongadas en el tiempo, bajas en grasa o altas en hidratos de carbono refinados.

Tiroides

Es la hormona con más peso en el metabolismo. Si no funciona bien tendremos un metabolismo lento: baja temperatura (manos o pies fríos), fatiga, aumento de peso sin justificación...

- **Equilibra:** Selenio, Yodo Zinc (Pescado, marisco y algas marinas).
- **Desequilibra:** Soja, mijo, alcohol, exceso de flúor (dentífricos, enjuagues bucales, agua fluorada)

Hormona del crecimiento (GH)

Es la hormona anti-envejecimiento, se encarga de la reparación de tejidos y poner freno a la insulina.

- **Equilibra:** Actividad física, ayuno intermitente, jengibre.
- **Desequilibra:** Obesidad, comer frecuentemente, alcohol.

Testosterona

Es la encargada de mantenernos en forma y delgados, tanto en hombres como en mujeres. Proporciona fuerza y masa muscular, masa ósea y libido.

- **Equilibra:** Actividad sexual, ejercicios básicos de fuerza, HIIT, exposiciones breves al frío, magnesio (lácteos, brócoli, espinacas, plátano), zinc (ostras y marisco en general, pescado, hígado, carne, nueces, espinacas), vitamina D, omega-3 (pescado y marisco), colesterol (huevos), brócoli, jengibre.
- **Desequilibra:** Obesidad, azúcares, dietas bajas en calorías, ejercicio de media intensidad, alcohol, tabaco, xenoestrógenos (envases de plástico, productos artificiales de higiene, parabenos, pesticidas...)

Estrógenos

Reduce la grasa corporal, protege contra enfermedades cardíacas, aumenta la sensibilidad a la insulina y mejora la tolerancia a la glucosa.

- **Equilibra:** Ejercicio regular, huevos, mantequilla, verdura, omega-3 (pescado y marisco)
- **Desequilibra:** Obesidad, dietas bajas en grasa, hidratos de carbono refinados, alcohol, tabaco.

Por último estudios recientes [49] señalan que endulzantes artificiales como sacarina, aspartamo o sucralosa interfieren con la homeostasis energética del cuerpo, y su consumo frecuente puede inducir daño metabólico. Es decir que si bebes CocaCola de forma habitual y la sustituyes por Zero pensando que es más saludable puede que no sea tan dañina como el azúcar, pero engordarás igual. Si deseas endulzar puedes emplear Estevia, pero ojo, la que venden en algunos supermercados es una mezcla de edulcorantes con un pequeño porcentaje de Estevia, busca Estevia 100%

Llegados a este punto espero que ahora entiendas por qué la teoría del balance energético que aún emplean muchos dietistas es una teoría desfasada. Lo que comes y tu actividad física afectan a tus hormonas y por tanto es donde tienes que poner tu atención. Si cumples con lo anterior no tendrás que contar calorías porque para eso ya está tu hormona Leptina.

Resumiendo…

Impacto hormonal positivo:

- Vegetales, carne, huevos, pescado, marisco.
- Jengibre, brócoli, espinacas, hígado.
- Ayuno intermitente.

---

[49] http://www.ncbi.nlm.nih.gov/pubmed/23850261

- Ejercicio físico de alta intensidad, y actividad de baja intensidad frecuente.
- Descanso suficiente, relajarse.
- Tomar el sol.
- Actividad sexual.

Impacto hormonal negativo:

- Azúcares, grasas trans, alcohol, soja, mijo.
- Realizar muchas comidas (o picar entre horas).
- Dietas bajas en calorías prolongadas en el tiempo.
- Exceso de carbohidratos, déficit de grasas o proteínas.
- Sedentarismo.
- Estrés prolongado.
- Descanso insuficiente.
- Tabaco.
- Edulcorantes (sacarina, aspartamo, sucralosa).

La mayoría de la población tiene algún tipo de daño metabólico. Sedentarismo, mala alimentación, hábitos negativos, restricciones calóricas prolongadas... o incluso como hemos visto seguir algunas de las recomendaciones oficiales puede conducir a un desequilibrio hormonal que frecuentemente se traducen en síntomas como cansancio crónico, antojos descontrolados o dolor corporal.

Los estudios científicos son claros[50] [51] [52] [53], para lograr un equilibrio entre calorías consumidas y gastadas lo recomendable es <u>aumentar tanto el gasto calórico como la ingesta calórica</u> con comida REAL que tenga un impacto hormonal positivo[54]. Y dejar que el cuerpo haga su trabajo. Si te manda la señal de hambre come, si te manda señal de saciedad deja de comer. Es así de simple.

Por si aún no te lo crees te lo repito: tienes que aumentar tu ingesta calórica, sí, eso significa comer más. Todo lo que te habían contado sobre nutrición se desmorona ¿verdad? pero al fin y al cabo todo lo que te habían contado sobre nutrición nunca llegó a funcionar. Como imaginarás esto no es licencia para comer cualquier basura, ya hemos visto qué alimentos deben ser el eje de una correcta alimentación, pero antes veamos cómo cumplir con la otra parte de la ecuación: aumentar el gasto calórico.

Gasto calórico = EAT + NEAT + RMR

EAT: (Exercise Activity Thermogenesis) es la energía que empleamos en actividad física de media y alta intensidad. Como ya sabemos tenemos que evitar el ejercicio de media intensidad y larga duración, por lo que tenemos que centrarnos en el entrenamiento de

---

[50] http://www.ncbi.nlm.nih.gov/pubmed/7961258

[51] http://www.ncbi.nlm.nih.gov/pubmed/1895358

[52] http://press.endocrine.org/doi/full/10.1210/jc.2003-032146

[53] http://gradworks.umi.com/15/64/1564451.html

[54] http://www.ncbi.nlm.nih.gov/pubmed/17702838

alta intensidad, que además tiene otros interesantes beneficios que descubriremos más adelante.

NEAT: (Non Exercise Activity Thermogenesis) es la energía que empleamos en actividad física de baja intensidad: caminar, subir escaleras, realizar tareas domésticas... Nuestro cuerpo está diseñado para el movimiento, es lo que espera y necesita para no oxidarse. Rompe las cadenas que te atan al sofá y camina. Especialmente caminar un ratito después de comer tiene interesantes beneficios.[55]

RMR: (Resting Metabolic Rate o Índice Metabólico en Reposo) es la energía que usa nuestro sistema para funciones primarias y vitales, como los latidos del corazón, circulación sanguínea, digestión de alimentos, síntesis de hormonas, regeneración celular, etc. De lejos debería ser el valor más alto, pongamos como ejemplo 1.500 kcal. diarias, pero las personas con daño metabólico pueden llegar a tener un RMR de un tercio de esa cantidad o incluso menos. Este es el motivo por el que, por ejemplo, las chicas que sufren anorexia pierden la regla: su cuerpo entra en modo "ahorro", suprimiendo ciertos procesos.

COMES POCO Y TE MUEVES POCO = ENGORDAS

COMES Y TE MUEVES MÁS = ADELGAZAS

En resumen hay que realizar actividad física de alta intensidad, caminar y movernos más, y acelerar nuestro metabolismo:

Muévete

Nuestros antepasados ancestros pasaban horas explorando, recolectando, cazando, levantando rocas, cargando con cosas que transportar, escalando, fabricando utensilios... De modo que no te

---

[55] http://www.ncbi.nlm.nih.gov/m/pubmed/23761134/?i=23

quedes todo el día sentado en el sofá y la silla del ordenador. Sal a la calle, camina, utiliza la bicicleta, realiza las actividades domésticas de forma vigorosa, cocina tu alimento, e incluso si tienes posibilidad cultiva y recolecta tu propia comida...

Lo ideal es realizar al menos 10.000 pasos al día. Si tienes un podómetro o un Smartphone con esta función úsalo para medir tu nivel de actividad diaria y así sabrás si vas en la buena dirección.

Construye músculo

Una variable importante del metabolismo basal es la cantidad de músculo. Tus músculos consumen energía, incluso estando en reposo. Este es el motivo por el que los hombres tienen necesidades calóricas superiores a las mujeres, o por el que a medida que envejecemos necesitamos comer menos (el tejido muscular se va perdiendo a partir de cierta edad, sobre todo si no hacemos nada por remediarlo).

De modo que si pretendes incidir en tu metabolismo una de las primeras claves es aumentar tu masa magra, especialmente si eres hombre (pero no exclusivamente), y la forma de conseguirlo es realizando ejercicios de fuerza e hipertrofia.

Huye de las inútiles máquinas de gimnasio y céntrate en los pesos libres y los ejercicios básicos (sentadilla, saltos, peso muerto, dominadas, flexiones...). Ganarás músculo, fuerza, energía, vitalidad, salud ósea y a medio plazo también perderás grasa, no por el hecho de quemar calorías durante el entrenamiento, sino porque tus músculos consumirán energía las 24 horas del día.

El ya de por sí saludable ejercicio físico tendrá beneficios adicionales si se realiza al aire libre, en contacto con el sol y a ser posible en un entorno lo más natural posible donde se respire aire puro. Apúntate un par de nombres: Crossfit, MovNat, Animal Flow, Street Workout y Calistenia. Youtube es tu amigo.

Realiza intervalos de alta intensidad

Otro modo de aumentar el consumo de calorías es mediante el ejercicio cardiovascular, si bien como hemos visto no nos conviene realizar trabajo de media intensidad y larga duración existe una alternativa que nos permitirá quemar igual cantidad de grasa sin poner en riesgo nuestro metabolismo a medio y largo plazo: HIIT (High Intensity Interval Training) o entrenamiento en intervalos de alta intensidad.

Como habrás deducido por su nombre el HIIT consiste en realizar intervalos de ejercicio a máxima intensidad, como puede ser correr a sprint, con las pausas necesarias para recuperar el aliento. Aunque existen múltiples fórmulas que pueden variar según nuestro estado físico la más común consiste en realizar entre 4 y 7 tandas de entre 10 y 30 segundos a sprints con entre 30 segundos y 4 minutos de recuperación. Por supuesto con el correspondiente calentamiento y vuelta a la calma.

Por ejemplo Gibala y Burgomaster[56] proponen sprints de 30 segundos al máximo de capacidad con tiempos de descanso de 4 minutos, repitiéndolo 4 veces en las primeras dos sesiones, 5 en las siguientes dos sesiones, y 6 en las siguientes dos, dejando entre 2 y 3 días de descanso entre ellas.

Según un estudio[57] de la universidad de Hamilton, en Ontario, Canadá una sesión de entrenamiento de 20 minutos de HIIT quema

---

[56] http://www.ncbi.nlm.nih.gov/pubmed/15705728

[57] http://www.nrcresearchpress.com/doi/abs/10.1139/apnm-2013-0562

las mismas calorías al cabo del día que 2 horas de trote suave. Esto es debido a que el HIIT acelera tu metabolismo y te hace continuar perdiendo grasa durante 24 horas después del entrenamiento (el llamado efecto EPOC).

¿Quieres hacerlo todavía más "paleo"? Corre descalzo, o con un calzado minimalista. Descubrirás un mundo de nuevas sensaciones bajo tus pies. Apúntate otro nombre: barefoot running.

Otra alternativa es el método Tabata, que consiste en realizar 7 tandas de ejercicios básicos (como sentadillas o Kettlebell swings) durante 20 segundos con 10 de descanso. En total son 4 minutos de entrenamiento, en los que hemos mejorado la resistencia cardiovascular, aumentado nuestro metabolismo y mejorado la respuesta hormonal de nuestro cuerpo (más testosterona, más hormona del crecimiento y menos cortisol). Repito, todo ello en 4 minutos. "Es que no tengo tiempo" ya no es excusa.

Sométete a breves exposiciones de frío

A propósito de la temperatura corporal y aunque es algo básico creo conveniente recordar que sudar es simplemente la secreción de agua y sales minerales con el fin de combatir un aumento en la temperatura del cuerpo y que no implica necesariamente aumento en la quema de calorías. Es justamente al contrario, en entornos fríos es donde nuestro cuerpo se ve forzado a quemar calorías para poder mantener la temperatura corporal.

Probablemente hayas oído hablar de la regla del 3 en supervivencia: el hombre no es capaz de sobrevivir más de 3 minutos sin aire, 3 horas sin refugio (con frío), 3 días sin agua y 3 semanas sin alimento. Si tenemos garantizado el oxígeno, protegernos del frío es una prioridad: si nuestra temperatura corporal baja de los 37º nuestra vida corre peligro. Sin embargo nuestro cuerpo está preparado para soportar breves exposiciones al frío que además nos reportan interesantes beneficios a nivel metabólico.

Como sabrás nuestro cuerpo utiliza energía para mantener la temperatura corporal, y lo interesante del asunto es que si sometemos al cuerpo a un estrés térmico éste responde con una adaptación positiva aumentando su capacidad de termoregulación[58]. Este es el motivo por el que las personas que realizan terapias de frío tienden a aumentar su calor corporal durante el día, y con ello su gasto calórico.

Ayuno intermitente

Nos han enseñado que hay que realizar 5 o 6 comidas al día, y si nuestra alimentación se basa en azúcar e hidratos de carbono refinados en efecto tendremos hambre cada 2 o 3 horas. Incluso algunos dietistas promulgan realizar 5 comidas al día para supuestamente evitar que el metabolismo se ralentice (cosa que como hemos visto no es cierta). Y de pasar un día entero sin comer ya ni hablar.

Sin embargo nuestros antepasados cazadores-recolectores comían cuando podían, y no eran extrañas las épocas en las que escaseaba el alimento y tenían que pasar días sin probar bocado. Genéticamente estamos programados para acumular energía cuando hay exceso de alimento para gastarla cuando haya escasez, sin embargo en el entorno actual nunca escasea la comida por lo que estamos siempre en estado de acumular.

---

[58] http://jnm.snmjournals.org/content/44/8/1267.full.pdf

Existen infinidad de estudios[59][60][61][62][63] que demuestran que alternar ayunos periódicos con periodos normales de alimentación (ADF o Alternate Day Fasting) aporta tremendos beneficios para la salud: control de la insulina, aumento de glucagón, reducción de los triglicéridos en sangre, aumento de la hormona de crecimiento, aumento de la síntesis proteica, aumento de la quema de grasa...

Un ayuno intermitente consiste en 24 horas en las que no podrás ingerir alimento sólido ni líquido (salvo agua), lo recomendable es hacerlo de cena a cena para evitar ir a la cama con el estómago vacío ya que podría suponer problemas para dormir bien. Por ejemplo si terminamos de cenar a las 20:00 el siguiente día podremos cenar a esa misma hora y haber sumado las 24 horas de ayuno intermitente.

Durante el ayuno te recomiendo dedicarte a algo que mantenga tu cabeza ocupada, si no tienes tiempo de acordarte del hambre apenas lo sentirás. La cena en la que romperemos el ayuno debe ser una cena normal, aunque es posible que tengamos una sensación de hambre mayor a lo habitual no debemos dejarnos llevar por ella y preparar más comida de la que solemos comer. Lo ideal es que sea una cena rica en grasas y proteínas, pues resultan más saciantes.

Realizar ayuno intermitente también es una forma de conocer realmente la sensación de hambre, que en demasiadas ocasiones confundimos con antojos. Cuando sientes hambre real quieres comer comida real (carne, pescado, verdura), si tienes ansiedad por algo dulce pero no te comerías una ensalada o un plato de verdura lo que tienes no es hambre, sino un metabolismo dañado y/o una adicción. Y eso se cura desintoxicándote de azúcares y harinas.

Resumiendo, cómo acelerar tu metabolismo:

---

[59] http://www.ajcn.org/content/86/1/7.full
[60] http://www.ncbi.nlm.nih.gov/pubmed/19085449
[61] http://www.ncbi.nlm.nih.gov/pubmed/20720176
[62] http://www.ncbi.nlm.nih.gov/pubmed/12558961
[63] http://www.ncbi.nlm.nih.gov/pubmed/20880415

- Come lo suficiente, no intentes adelgazar comiendo menos.
- Camina unos minutos después de las comidas.
- Incrementa tu actividad física de baja intensidad (ve a los sitios andando o en bicicleta, sube por las escaleras, realiza las tareas domésticas de forma vigorosa, mantente activo).
- Construye músculo mediante ejercicios de fuerza e hipertrofia.
- Realiza intervalos de alta intensidad (HIIT o Tabata)
- Sométete a breves exposiciones de frío
- Haz ayuno intermitente (ADF o Alternate Day Fasting)

Súper-alimentos

Si evitar productos que te enferman como el azúcar, las grasas trans o un exceso de Omega 6 es importante, igual de importante es hacer llegar a nuestro organismo todos los micronutrientes esenciales para una buena salud, y esto se consigue incorporando a nuestra dieta alimentos de alta densidad nutricional.

Hasta ahora las instituciones oficiales se han centrado en recomendar porcentajes de carbohidrato, proteína y grasa sin prestar demasiada atención a los micronutrientes. Las pautas venían a ser mantener una dieta baja en grasa y alta en carbohidratos, sin importar qué tipo de carbohidratos o como mucho mencionar ligeramente el imprescindible consumo de fruta y verdura, pero sin ahondar demasiado en la cuestión.

Esto ha derivado como sabemos en dietas de alta carga calórica pero pobres en vitaminas, minerales y fitoquímicos esenciales. Si a eso añadimos que al ser bajas en grasa las vitaminas liposolubles y otros oligoelementos como el licopeno no se absorben por el organismo el problema es aún mayor: obesidad por fuera, desnutrición por dentro.

Es cierto que se han establecido unas cantidades diarias recomendadas (CDR) de vitaminas y minerales, sin embargo dichas recomendaciones no tienen como objetivo una salud óptima sino evitar la enfermedad más evidente asociada a su deficiencia. Por ejemplo la CDR de vitamina C es la que previene el escorbuto y la de vitamina D la que previene el raquitismo. Dichas recomendaciones tampoco distinguen según la fuente, aunque bien es sabido que la biodisponibilidad varía enormemente de un alimento a otro.

Por ejemplo la biodisponibilidad de las vitaminas y minerales añadidos a productos procesados "enriquecidos" es muy pobre. Y ya no hablemos de los multivitamínicos que incluyen formulaciones poco asimilables o incluso tóxicas. Quizá la bioquímica algún día haga realidad Soylent, una pastilla o batido que contenga todos los nutrientes que nuestro cuerpo necesita, pero a día de hoy no deja de ser ciencia ficción. Sólo la comida real posee todo lo que nuestro organismo necesita, tanto las sustancias que conocemos como las que están por descubrir.

Un súper-alimento es una sustancia que no tienen solamente uno o dos beneficios principales, sino que aportan un nivel extraordinario de vitaminas, minerales, fitoquímicos y sustancias saludables. A continuación vamos a enumerar alguno de ellos. Por supuesto no están todos los que son, pero son todos los que están:

Luz solar

Si vitamina D tuviera un sinónimo sería SALUD. Aquellas personas con niveles de vitamina D más altos tienen un riesgo de diversos tipos de cáncer reducido a la mitad respecto a aquellas personas con niveles más bajos. También aquellas personas con niveles más elevados de vitamina D presentan un 250% menos de cardiopatías, menor incidencia de diabetes tipo I y diabetes tipo II, menor incidencia de artrosis, osteoporosis, fracturas, caídas, asma, alergias, infecciones respiratorias, artritis, fatiga, hipertensión, ciertas enfermedades neurológicas y menor mortalidad por cualquier causa

A pesar de su nombre, la vitamina D no es una vitamina, sino una hormona esteroidea que obtenemos principalmente a través del sol y en menor medida de la alimentación: pescado, huevos, hígado. Cuando tomamos el sol con protector solar también bloqueamos la absorción de vitamina D, por lo que es necesario realizar una exposición solar favorable, evitando quemarnos controlando el tiempo de exposición pero sin uso de protección.

Huevo

En 1973, la Asociación Americana del Corazón recomendó limitar la ingesta de huevos a un máximo de tres por semana bajo la creencia de que el colesterol alimentario incrementaba el colesterol en sangre. Hoy tenemos la certeza de que los huevos no incrementan el colesterol en sangre[64] ni aumentan el riesgo de enfermedad cardiovascular[65] sino todo lo contrario, y en Estados Unidos ya están revisando esta recomendación para eliminar cualquier límite.

Durante años hemos estado limitando el consumo de uno de los alimentos más perfectos que existen: con una proteína completa, rico en Omega3, vitaminas A, B, D y E, potasio, fósforo, hierro, calcio, selenio, luteína, colina, zeaxantina... Además es delicioso, se puede preparar de muchas formas y es económico. ¿Se puede pedir algo más?

Brócoli

Rico en betacaroteno, vitamina C, fósforo, ácido fólico, potasio y hierro además de poderosos fitoquímicos anticancerígenos,[66] (su consumo está relacionado por ejemplo con una disminución del riesgo de padecer cáncer de próstata del 60%)[67] pero para evitar que se pierdan sus propiedades es importante evitar cocinarlo con el microondas[68]. Además tiene la capacidad de reducir la producción de miostatina[69] (un inhibidor del crecimiento muscular).

---

[64] http://www.ncbi.nlm.nih.gov/pubmed/16340654
[65] http://www.ncbi.nlm.nih.gov/pubmed/20633314
[66] http://www.ncbi.nlm.nih.gov/pubmed/20388854
[67] http://www.ncbi.nlm.nih.gov/pubmed/21823116
[68] http://jn.nutrition.org/content/138/10/1840.long
[69] http://www.ncbi.nlm.nih.gov/pubmed/23092945

Está contraindicado en caso de padecer hipertiroidismo y debido a su contenido en goitrógenos su consumo debe limitarse a 2-3 veces por semana.

Espinacas

Es un alimento clave en la ganancia muscular[70]. Es rica en minerales como el hierro, potasio, calcio, zinc y magnesio. Fuente inigualable de fitoquímicos como luteína y zeaxantina Y además contiene vitaminas de importancia vital, vitamina K y ácido fólico.

Algas

Si las verduras de la tierra tienen una alta densidad nutricional, las verduras del mar son todavía mejores: contienen grandes cantidades de calcio, hierro, magnesio, manganeso... Pero si destacan por algo es por contener grandes cantidades de un mineral difícil de encontrar en otros alimentos y que es imprescindible para el correcto funcionamiento de la tiroides: el yodo.

Pescado y marisco

---

[70] http://www.ncbi.nlm.nih.gov/m/pubmed/18220764/

Además de contener una proteína de excelente calidad el pescado y el marisco contiene ácidos esenciales Omega 3, que tiene propiedades anti-inflamatorias,[71] aumenta la síntesis proteica hasta un 50%[72], y es un indicador que puede predecir el rendimiento escolar en niños[73] (parece que la generación actual de políticos tuvo deficiencia crónica de Omega-3).

Por su parte el marisco es fuente de vitamina B12, selenio, Vitamina D, zinc (especialmente en las ostras) y hierro (mejillones).

Órganos y casquería

¿Has visto alguna vez a los leones y buitres devorar un antílope? Lo primero que atacan no es la pierna ni el solomillo, van directos a por el hígado, el corazón, los pulmones, los ojos y todo lo que no sea carne magra, no en vano, los órganos son las partes más nutritivas de los animales.

Como ejemplo el hígado: vitaminas liposolubles (A, D, E y K), vitamina B12, ácido fólico, fósforo, hierro, cobre y zinc. A la hora de cocinarlo es importante no hacerlo demasiado, debe quedar un poco rosa por dentro, ya que de lo contrario se vuelve amargo.

¿Qué hígado es mejor? según Lynn Razaitis, de la fundación Weston A. Price: "Está claro que debemos consumir hígado procedente de animales sanos: ternera, cordero, búfalo, cerdo, pollo, pavo, pato y ganso. La mejor opción es el hígado de animales que viven al aire libre y pastan. Si esto no está disponible, la siguiente opción sería el hígado de pollo, ternera o cordero ecológico. Si la única alternativa fuera el hígado del supermercado, la mejor opción

---

[71] http://www.ncbi.nlm.nih.gov/pubmed/16531187/
[72] http://www.ncbi.nlm.nih.gov/pubmed/21501117
[73] http://journals.plos.org/plosone/article?id=10.1371/journal.pone.0043909

sería el de ternera o cordero (lechal). No se recomienda el hígado de pollo y cerdo criados de forma convencional."

En general los órganos son las partes más nutritivas de los animales por lo que no sólo hígado, también deberías incorporar de vez en cuando corazón (rico en coencima Q10 cardioprotectora), sesos (ricos en Omega3) riñones, sesos... Existen deliciosas recetas que convierten estos productos de casquería en auténticos platos gourmet: hígado encebollado, riñones al jerez, corazón al ajillo, oreja adobada, callos a la madrileña...

Coco

El coco contiene ácido láurico (sólo presente en la leche materna además del coco) que tiene propiedades antimicrobianas[74] y ácido caprílico con propiedades antibacterianas y antibióticas. Su grasa la forman triglicéridos de cadena media que tienen la particularidad de que no se almacenan como grasa debido a que para el organismo es muy fácil usarlos como fuente de energía.

El aceite de coco gracias a su termoestabilidad (no se degrada con el calor) es perfecto para cocinar, mucho mejor incluso que el aceite de oliva virgen extra. Y por si fuera poco, ayuda a perder grasa, mejora la sensibilidad a la insulina y es protector del hígado y el intestino[75]. Además el coco tiene muchas posibilidades:

- Puedes comer directamente su "carne", o rallarlo para usarlo en postres.
- Su aceite es perfecto para cocinar, de hecho el mejor.
- La leche de coco es ideal para sustituir la leche en recetas: nata, salsas, cremas, batidos, bechamel, repostería, preparar curry, añadírselo al café...

---

[74] http://www.ncbi.nlm.nih.gov/pmc/articles/PMC111339/
[75] http://www.sciencedirect.com/science/article/pii/S0958694606001609

- La harina de coco es harina sin carbohidratos, gluten ni antinutrientes. Perfecta para elaborar panes, tartas, crepes, galletas, postres...

Fruta

Las manzanas y las uvas contienen quercetina, que reduce las afecciones cardíacas y frena la evolución celular cancerosa. Las fresas y uvas ácido elágico, que reducen la intoxicación por humo de tabaco. Las naranjas terpeno, que reduce las úlceras y la incidencia de cáncer. La bromelaína de la piña es anticancerígena y antimetastática. Los arándanos polifenoles que previenen los resfriados y la gripe[76].

La fruta (junto con algunos vegetales) es la fuente principal de flavonoides, fitoquímicos que cumplen diversos beneficios saludables: antimicrobianos, anticancerígenos, cardiosaludables, hepaprotectores, antimicrobianos, y antiinflamatorios entre otros.

- **Antocianinas:** mora, arándano, uva roja, frambuesa, fresa, lombarda, cebolla, naranja.
- **Flavonoles:** té verde, chocolate negro, manzana royal gala con piel, albaricoque.
- **Flavonas:** perejil, tomillo, apio, orégano.
- **Flavononas:** naranja, limón, pomelo.
- **Flavonoles:** cebolla amarilla, col rizada, puerro, brócoli,uva.

---

[76] http://www.ncbi.nlm.nih.gov/pubmed/24330619

Tomate

Según un estudio[77] aumenta el colesterol HDL (el bueno). Además al igual que otras frutas de color rojo como la sandía o las cerezas, el tomate es fuente de licopeno, que disminuye las probabilidades de padecer cáncer[78].

Para que el cuerpo sea capaz de asimilar el licopeno debe consumirse cocinado y junto a una fuente de grasa, por lo que lo ideal es obtener licopeno a través de la salsa de tomate frito.

Ajo

Es el secreto para hacer deliciosos muchos platos, pero además contiene vitamina C, B1, B6, calcio, potasio, cobre, manganeso y selenio. Un componente del ajo llamado alicina ayuda a bajar la presión arterial y según estudios es tan eficaz como los fármacos[79]. Al igual de que cebolla contiene saponina, que combate las infecciones. En hombres aumenta la testosterona[80].

Jengibre

Si nos pusiéramos a enumerar todas las propiedades del jengibre parecería un vendemotos hablando de un producto

---

[77] http://www.ncbi.nlm.nih.gov/pubmed/23935376

[78] http://www.ncbi.nlm.nih.gov/pubmed/11880478?dopt=Abstract

[79] http://www.ncbi.nlm.nih.gov/pubmed/24035939

[80] http://www.ncbi.nlm.nih.gov/pubmed/11481410?dopt=Abstract

pseudomilagroso.... De no ser por los estudios científicos que lo respaldan: Antiinflamatorio, anticancerígeno, antibiótico, analgésico, antidepresivo, cardiosaludable, facilita la digestión, reduce las flatulencias, reduce el estrés, estimula la libido, disminuye migrañas, mareos, vértigos y náuseas... El consumo de jengibre puede aumentar niveles de testosterona en hombres un 18% y lutropina hasta un 43%[81]

Cúrcuma

Algo parecido ocurre con la cúrcuma, sus propiedades son tan numerosas que sólo cabe preguntarse por qué no la usas más a menudo: Antiinflamatorio, anticancerígeno, antibiótico, analgésico, antidepresivo, cardiosaludable, reduce las flatulencias, diarreas y las molestias estomacales, antioxidante, anticatabólico, cicatrizante, diurético, expectorante, hepatoprotector, reduce el dolor de la artritis y artrosis, reduce la placa y la gingivitis[82].

Algunos países como la India poseen unos índices de cáncer inferiores al resto del planeta sin que hasta ahora supiéramos por qué. Según un meta-análisis realizado por un equipo distribuido en Singapur, Australia, USA y Arabia Saudí, sobre más de 300 estudios y ensayos al respecto la cúrcuma es efectiva combatiendo el cáncer:

"Estos efectos anti-cancerígenos están predominantemente mediados por su regulación negativa de ciertos factores de transcripción, factores de crecimiento, citocinas inflamatorias, proteínas quinasa, y otras moléculas oncogénicas. También anula la proliferación de células cancerígenas deteniéndolas en las distintas

---

[81] http://www.ergo-log.com/ginger-boosts-testosterone-levels-in-human-study.html
[82] http://www.ncbi.nlm.nih.gov/pubmed/23507685

fases del ciclo de vida de la célula y/o induciendo su apóptosis (muerte programada)."

El único problema es la baja biodisponibilidad (absorción), pero esto se soluciona combinándola con pimienta negra recién molida, según el estudio esto aumenta su absorción un 2000% gracias a la piperina.

Canela

La canela reduce el azúcar en sangre y los niveles de triglicéridos en sangre en pacientes diabéticos[83].

A la hora de comprar canela debemos prestar atención que pertenezca a la variedad Verum o Ceilán (Ceylon), la que se vende mayoritariamente en Europa y EEUU es de la variedad china Cassia (Cinnamomum aromaticum) que es más barata pero contiene una toxina llamada cumarina que puede causar daños en el hígado.

Café

Neuroprotector y antiepiléctico, el café según estudios parece proteger de enfermedades neurodegenerativas como Parkinson[84] o Alzheimer[85].

---

[83] http://www.ncbi.nlm.nih.gov/pubmed/14633804
[84] http://jama.jamanetwork.com/article.aspx?articleid=192731
[85] http://www.webmd.com/alzheimers/news/20120607/coffee-may-help-turn-tide-on-alzheimers-disease

Como punto negativo contiene al igual que el té taninos, un antinutriente que impide la absorción del hierro, por lo que debemos tomar estas bebidas separadas de las comidas, al menos dos horas. Obviamente debes tomarlo sin azúcar. Si te gusta el café con leche puedes sustituir la leche de vaca por leche de coco.

iHerb, el supermercado orgánico online

Lamentablemente es fácil encontrar en nuestros supermercados todo tipo de golosinas y productos azucarados, pero muy complicado alimentos saludables como aceite de coco virgen extra, algas, o productos orgánicos. Probablemente esto se resuelva cuando cada vez más gente exija comida real y de calidad. Pero de momento Internet puede ser nuestro aliado con problema.

iHerb es una tienda on-line en la que se pueden comprar todo tipo de productos naturales. Particularmente llevo años comprando alimentos como aceite de coco virgen extra, algas o especias, principalmente porque es imposible encontrarlos en tiendas físicas de España, al menos de tan buena calidad. Los precios son económicos y los gastos de envío bastante asequibles.

A pesar de que envían desde Estado Unidos el paquete llega a través de Alemania, por lo que no hay problemas con aduanas siempre que escojamos el envío económico (sin tracking). Particularmente llevo docenas de pedidos con este envío sin ningún problema, sin embargo si escoges el envío caro (con tracking) tienes un 50% de probabilidad de que paren tu paquete en aduanas y te cobren los recargos pertinentes.

El límite máximo por pedido son 80$ y 4 libras de peso (1'8 kilos). Ten cuidado porque si excedes las 4 libras en la cesta de la compra se cambia automáticamente el tipo de envío a "envío con tracking", que además de ser más caro como ya he dicho aumenta las probabilidades de que paren tu pedido en aduanas. Con el envío barato no ha habido nunca ningún problema.

Además con tu primera compra te hacen un descuento de 10$ (para compras superiores a 40$) o 5$ (si gastas menos de 40$) al introducir el código de alguien que ya haya comprado en iHerb, puedes usar el mío: **SUQ655**

A continuación te muestro alguno de los productos que he probado personalmente y nunca faltan en mi despensa. Todos ellos son libres de gluten y de origen orgánico.

- Aceite de Coco Virgen Extra http://bit.ly/aceitedecocovirgenextra
- Vitamina D3+K2 http://bit.ly/vitaminaD3K2
- Snak de Algas (delicioso) http://bit.ly/snakdealgas
- Cúrcuma orgánica http://bit.ly/curcumaorganica
- Jengibre orgánico http://bit.ly/jengibreorganica
- Canela orgánica Ceilán http://bit.ly/canelaceilan
- Harina de Coco http://bit.ly/harinadecoco
- Harina de Almendras http://bit.ly/harinadealmendras
- Harina de Tapioca http://bit.ly/harinadetapioca
- Harina de Trigo Serraceno http://bit.ly/harinatrigoserraceno
- Levadura 100% (polvo para hornear) http://bit.ly/levadura100
- Gelatina 100% http://bit.ly/gelatina100
- Estevia 100% http://bit.ly/estevia100

Cómo conservar y cocinar

EL 100% de los alimentos cocinados son metabolizados por nuestro organismo, mientras que de los alimentos crudos aprovechamos solamente entre el 30 y el 40% de sus nutrientes. Antes de aplicar el fuego a los alimentos el aparato digestivo resultaba extremadamente costoso en términos de recursos e impedía que se desarrollaran otros órganos, como el cerebro.

Cocinar los alimentos produjo una serie de cambios en el organismo y la fisonomía de los primeros homínidos. Para empezar, como les costaba menos masticar y digerir la carne cocinada, empleaban menos energía y las calorías sobrantes les servían para, por ejemplo, tener un mejor sistema inmune, poder caminar mayores distancias, o tener más tiempo de ocio, para practicar la lucha, crear herramientas, jugar o descansar.

Pero el cambio más importante ocurrió en nuestra materia gris: El cerebro aumentó de volumen hasta el 1,4 kg de peso actual y se convirtió en el más grande del reino animal en relación con nuestro tamaño. Cocinar nos hizo humanos.

Hoy cocinar es un acto revolucionario. En un mundo con estrés y prisas donde lo rápido y barato es abrir una bolsa de croquetas congeladas o hacer una llamada al Telepizza, la comida se ha convertido en un trámite donde poco importa dar a nuestro cuerpo los nutrientes que necesita para estar sanos.

Pero cortar la carne de un animal te recuerda que te vas a comer un ser que estaba vivo, y puede que te anime a pensar en qué condiciones ha sido criado, si se ha alimentado de pasto o de piensos, o si ha sido tratado con medicamentos que pasarán a tu torrente sanguíneo. Comer animales enfermos te enferma. Reconciliarnos con la cocina nos devuelve una parte de la conexión con la naturaleza que hemos perdido como hombres. Además, existen pocas cosas más satisfactorias que llevarnos a la boca algo delicioso cocinado por nosotros mismos.

Aplicar calor a los alimentos elimina patógenos, mejora la textura facilitando el trabajo de nuestra mandíbula, y aumenta la cantidad de nutrientes que podemos extraer de la comida. Por otro lado existen evidencias de que someter a los alimentos a temperaturas excesivas es poco saludable: glicación de las proteínas, oxidación de las grasas, generación de toxinas cancerígenas...

Veamos a continuación reglas básicas en la elaboración y cocinado de platos saludables:

- **Evita freír** alimentos o someterlos a temperaturas excesivas (barbacoas, parrillas...) especialmente la carne. Cuando la carne es directamente expuesta a altas temperaturas, los aminoácidos, azúcares y creatina que contiene reaccionan formando aminas heterocíclicas (HCA), que pueden producir cáncer de próstata, [86] páncreas[87] y colon[88]. Si la carne se hace demasiado o cuando se caramelíza azúcar se forman productos de la glicación avanzada (AGEs) produciendo inflamación, resistencia a la insulina[89], y potencialmente diabetes. Opta por guisos y estofados a fuego lento, hervir al vapor o cocciones lentas. En el microondas tampoco utilices potencias demasiado elevadas.
- **Emplea adobos.** Algunos adobos como la miel[90], cítricos, ajo, jengibre, parecen reducir estos compuestos perjudiciales. Mientras que el azúcar o la salsa de soja los incrementan.
- **Intenta acostumbrarte a la carne poco o medio hecha.**

---

[86] http://www.ncbi.nlm.nih.gov/pubmed/19223546
[87] http://www.ncbi.nlm.nih.gov/pubmed/22162237
[88] http://www.ncbi.nlm.nih.gov/pubmed/11352869
[89] http://www.ncbi.nlm.nih.gov/pubmed/21337488
[90] http://acceleratingscience.com/food/honey-based-marinades-inhibit-formation-of-heterocyclic-amines-in-grilled-chicken/

- **Para cocinar usa aceite de coco.** Es el aceite más termoestable, aunque para determinados platos también puedes usar ghee o manteca de cerdo.
- **Para tus ensaladas aceite de oliva.** Merece la pena gastar un poco más en un virgen extra de primera prensión en frío.
- **Lava tus frutas y verduras:** lavar con agua frotando con las manos y dejarlos después en remojo en agua con una cucharada de vinagre elimina gran parte de los pesticidas y potenciales patógenos (recordemos la reciente crisis de la bacteria E.coli de los pepinos)
- **Deja en remojo las legumbres:** para minimizar los antinutrientes presentes en las legumbres es imprescindible dejarlas en remojo entre 12 y 18 horas, desechando ese agua y enjuagándolas antes de cocinarlas.
- **No utilices envases de plástico,** (especialmente en el microondas) ni comas de lata. Los BPA contienen xenoestrógenos y dañan tu sistema digestivo. Utiliza recipientes de acero inoxidable, titanio, cerámica o vidrio, y utensilios de metal o madera.
- **Utiliza sartenes sin PFOS ni PFOA.** Las mejores son las de titano que no desprenden ningún tipo de sustancia con el uso pero son muy caras. Las cerámicas y las de hierro colado son una opción económica aceptable. Las que llevan recubrimiento de antiadherente de teflón deben ser evitadas a toda costa.
- **Reduce el índice glucémico (IG):** cocina todos tus platos "al dente" y a fuego lento, añade algo de grasa a todos tus platos (aceite de coco, aceite de oliva virgen extra, aguacate, mantequilla...), añade un ácido (vinagre o limón) siempre que sea posible, y trata de incluir fibra en tus guisos (brócoli, espinacas...)

Y si quieres pasar al nivel experto hazte con una olla de cocción lenta (slow cooker). Están pensadas para cocinar durante horas sin que tengas que estar pendiente: pones los ingredientes y te olvidas. La temperatura es tan baja que no hay evaporación de líquidos, y el resultado es una carne tan tierna y jugosa que se deshace en la boca, y unos caldos que consiguen extraer todo el sabor y nutrientes de los huesos (cocinándose a baja temperatura durante 24 o 48 horas. La comida no se quema sin que tengas que remover, y es prácticamente imposible estropear una receta.

Dejar un guiso haciéndose durante 10 horas o un caldo durante 1, 2, o incluso 3 días en una cocina eléctrica o de gas puede salir bastante caro (además del riesgo de accidente que supone), pero estas ollas apenas tienen un consumo eléctrico equivalente a 3 céntimos por hora y son completamente seguras.

Las más conocidas son las de la marca Crock-Pot. Existen otras marcas más baratas pero no dan el mismo resultado. Algunas más baratas emplean un recipiente metálico de dudosa calidad en vez de uno cerámico como el de la Crock-Pot. Además la mayoría de recetas que encontrarás en Internet están hechas para Crock-Pot, por lo que te recomiendo que adquieras una de esta marca.

La mía es este modelo de 5,7 litros que te permitirá aprovechar al máximo su capacidad para realizar caldos y poder cocinar hasta para 6 personas. Las hay más pequeñas y baratas pero si piensas en el largo plazo ten en cuenta que con una olla de 3,5 litros por ejemplo una vez retirados los huesos apenas te puede quedar medio litro de caldo, lo cual teniendo en cuenta el tiempo a emplear no es lo más óptimo.

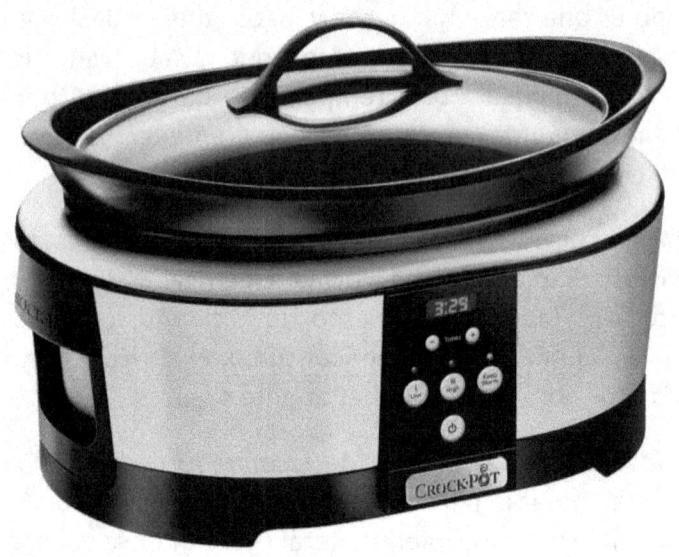

Puedes conseguirla en Amazon: http://amzn.to/1DQfC9E

Platos básicos

Si hay un factor que nos engorda además de la ignorancia es el hecho de no saber cocinar. Si no sabes realizar guisos o no conoces deliciosas recetas saludables es muy probable que termines tirando de precocinados, comida enlatada o alimentos procesados. Por este motivo aprender a cocinar y encontrar sabrosas recetas es una de las mejores cosas que puedes hacer por tu salud.

Al final de este libro encontrarás algunas webs y grupos de Facebook donde podrás iniciarte en el arte culinario "paleo". A continuación un par de ideas básicas:

Caldo de huesos

La ciencia ha dado la razón a nuestras abuelas. El caldo de huesos contiene minerales fácilmente asimilables (calcio, magnesio, fósforo, silicio, azufre...) sulfatos de condroitina y glucosamina (que venden en herbolarios como suplementos para tratar la artritis y el dolor de las articulaciones), y es rico en colágeno y gelatina (mejoran la digestión, el aspecto de uñas, piel y pelo, además de prevenir y reducir la celulitis).

Hacerlo en casa es muy barato, especialmente si tu carnicero te regala los huesos y lo cocinas en una Crock-Pot. Una vez hecho puedes congelarlo en recipientes de cristal y servirte según vayas necesitando. Puedes tomar tu caldo sólo como consomé, para elaborar sopas, purés, cremas, salsas, o para estofar carnes, arroces y verduras dándoles un sabor único. Bye bye Avecrem.

- Huesos, mejor si puedes mezclar de varios tipos y a ser posible de animales que pasten en libertad y/o aves de corral (pero sino no pasa nada). Puedes usar huesos de vacuno, cordero, jamón, esqueleto de pollo, patas de pollo, cabezas, raspas y restos de pescados, mariscos y crustáceos.
- Puedes añadir también recortes de carne que hayas guardado previamente (los puedes congelar hasta que hagas caldo).
- Añade un par de cucharadas de vinagre de sidra de manzana, es muy importante ya que ayudará a extraer todos los minerales de los huesos, pero si vas a hacer caldo de pescado no lo eches.
- Comienza a hervir siempre desde agua fría, llenando la olla dejando un par de dedos para que no rebose.
- Deja que se haga a fuego muy lento. El uso de una Crock-Pot es muy útil:
  - Vaca o cordero 48 horas
  - Pollo o gallina 24 horas
  - Pescado 6-8 horas
- En los primeros minutos puede formarse algo de espuma en la superficie, si es así retírala.
- En las últimas 1-2 horas añade las verduras y especias. Una cebolla cortada. 3-5 dientes de ajo pelados y machacados, pimienta, y si los huesos no son salados un poco de sal.
- Opcionalmente: una hoja de laurel, perejil, pimienta, comino, cúrcuma, orégano, alga kombu, col, puerro, nabo, apio... Todo al gusto, puedes ir experimentando.
- Una vez hecho cuélalo y déjalo enfriar. Se formará una capa de grasa en la parte superior que debes retirar. Para evitar la propagación de bacterias guárdalo en la nevera o en el congelador en cuanto se haya enfriado.
- Cuanto más gelatinice al enfriarse mejor, significa que tiene más concentración de nutrientes.

Crema de verduras

Para aprovechar nuestro fantástico caldo de huesos nada mejor que unas deliciosas cremas de verduras. Simplemente hierve durante 12-20 minutos en 4-6 cazos de caldo las verduras troceadas y después se añade el resto de ingredientes para triturarlo todo junto (mantequilla, nata, queso, perejil, pimienta negra y sal).

- **Crema de calabacín:** calabacín, cebolla, patata, sal, nata, nuez moscada y perejil.
- **Crema de calabaza:** calabaza, queso parmesano, mantequilla, sal y pimienta.
- **Crema de champiñón:** champiñón, cebolla, puerro, ajo.
- **Crema de brócoli:** brócoli, cebolla, puerro, patata, nata, queso cheddar rallado, mantequilla, sal y pimienta.
- **Crema completa:** calabaza, zanahoria, repollo, nabo, apio, patata, brócoli, nata, mantequilla, sal y pimienta.

Ensaladas

Si existe un plato que pueda concentrar un mayor número de súper-alimentos esa es la ensalada. Las combinaciones de ingredientes y aliños son infinitas, la siguiente lista sólo tiene por objetivo servirte de punto de inspiración, pero no te limites a estos ingredientes.

- Verdura: espinaca cruda, tomate, cebolla, pepino...

- Proteína y grasa: huevo cocido, quesos (rulo de cabra, tierno...), atún, salmón, anchoas, pollo, bacon...
- Grasa: aceite de oliva virgen extra, aceitunas, aguacate, frutos secos...

Paleo-pan en 2 minutos

¿Echas de menos el pan para mojar en los huevos fritos? Bate 1 huevo y mézclalo con una pizca de levadura y una cucharadita de harina de almendra (o machaca unas pocas almendras en un mortero). Métalo 2 minutos al microondas y listo (según la potencia puede variar). Emplea un recipiente con la forma que quieras darle al pan, y apto para microondas (si es de cristal mejor, evita el plástico en el microondas en la medida de lo posible).

Combinación paleo: huevos fritos, pisto de verduras y paleo-pan ¿Existe algo más apetecible?

Frutos rojos con yogurt o kéfir

Los frutos rojos son antioxidantes, inmunoprotectores, antiinflamatorios y anticancerígenos. Si lo combinamos con las propiedades probióticas del yogur o el kéfir ¿hay mejor postre posible? Puedes emplear fresas, frambuesas, moras, arándanos y mezclarlo con yogur griego o kéfir (naturales, sin azúcar ni añadidos).

Si lo deseas puedes endulzarlo con un poco de estevia y canela. El resultado es delicioso y muy saludable. Si el yogur o el kéfir es bio y los frutos rojos orgánicos mejor que mejor, pero en cualquier caso no te olvides de lavar la fruta.

Revuelto de espinacas con huevo

Saltea en una sartén con un poco de aceite de coco, unas espinacas, salchichas frescas sin aditivos y huevos. Condimenta con ajo en polvo, especias al gusto y sal. Disfruta.

Revuelto de brócoli con bacon

Saltea en una sartén con un poco de aceite de coco brócoli y bacon troceado. Condimenta con ajo en polvo, especias al gusto y sal. Delicioso.

Más platos tradicionales totalmente válidos

- **Paella de marisco y pollo** (a los puristas no les gusta llamarlo paella)
- **Arroz con bacalao.**
- **Estofado de lentejas con costillas** (recuerda dejar las legumbres en agua para desactivar los antinutrientes)
- **Ensaladilla Rusa.** Recuerda dejar enfriar la patata para que el almidón resistente actúe como prebiótico.
- **Tortilla de patatas.** Ídem que la anterior.

- **Pisto de verduras con huevos fritos.** Y si quieres, paleo-pan para mojar :)
- **Gazpacho.** ¿Hay algo más sano y refrescante en verano?
- **Pollo asado.**
- **Pollo al curry.**
- **Pollo al ajillo.**
- **Marmitako.**
- **Bacalao al pil-pil.**
- **Bacalao con arroz.**
- **Tartar de salmón.**
- **Cualquier pescado a la plancha.**
- **Fajitas mexicanas.** (con tortilla de coco o una lechuga)
- **Epaghettis Carbonara o Boloñesa.** (con pasta de trigo serraceno o de calabacín)
- **Guisantes con jamón.**
- **Albóndigas en salsa.** (sin harina de cereales)
- **Revuelto de setas.**
- **Huevos rellenos.**
- **Sopa de arroz con marisco.**

Por mencionar sólo algunas.

En general puedes hacer cualquier guiso o receta tradicional, siempre que se tomen pequeñas precauciones: emplear aceite de coco para cocinar, no usar azúcar, sustituir la pasta de trigo por trigo serraceno por ejemplo, poner en remojo las legumbres… No parecen demasiados sacrificios si lo comparamos con todos los potenciales beneficios que tendrá para tu salud.

Al final del libro encontrarás un listado de blogs y grupos de Facebook que comparten deliciosas recetas frecuentemente, pero quiero recomendarte uno muy en especial, lo escribe la cocinera más maravillosa que haya conocido nunca, mi mujer :)

http://www.paleojessy.com/

Cuándo, cuánto y qué comer

Evolutivamente estamos adaptados y respondemos adecuadamente a realizar pocas comidas en las que ingerimos alimento hasta saciarnos para que después se activen los mecanismos de supervivencia y regeneración. Dicho de otro modo lo que te perjudica desde el punto de vista de la salud es picar entre horas[91], no "ponerte las botas" en las comidas. Simplificándolo mucho nuestras hormonas tienen distintas funciones si estamos en estado 'alimentado' o en 'ayuno', y si estamos comiendo constantemente sólo dejamos que funcione la mitad del proceso. Lo ideal es realizar no más de 3 comidas diarias, sin ingerir ningún otro alimento entre ellas que no sea beber agua.

Durante las comidas puedes comer la cantidad que desees hasta sentirte saciado (no lleno). Los habitantes de Okinawa, una de las poblaciones más longevas del planeta, siguen la regla *Hara hachi bu*, que se podría traducir como "comer hasta estar 80% lleno". Para contribuir a la saciedad es conveniente que cada comida incluya vegetales, proteína y un poco de grasa. Si entrenas hazlo en ayunas e ingiere almidones y fruta en la comida que hagas justo después.

En cuanto a cómo ponderar los alimentos la premisa básica es consumir con más frecuencia aquellos con alta densidad nutricional, teniendo siempre presente que cuanto mayor número de ingredientes distintos emplees en tus platos más variedad de micronutrientes obtendrás. La siguiente lista muestra, por orden de importancia, la periodicidad con la que se debe consumir cada grupo de alimentos. Para elaborarla he tenido en consideración 3 puntos:

1. Perspectiva evolutiva
2. Incidir en alimentos con alta densidad nutricional (ácidos grasos esenciales, proteínas de alto valor biológico, vitaminas, minerales, fitoquímicos necesarios para una buena salud...)

---

[91] http://www.diabetologia-journal.org/files/Kahleova.pdf

3. Evitar anti-nutrientes, cancerígenos, tóxicos y alimentos con impacto hormonal negativo.

El resultado lo he agrupado y ordenado por alimentos a priorizar, moderar o eliminar:

<u>PRIORIZAR:</u>

Verdura

En cantidad y variedad. Debe ser la base de tu alimentación e incluirla en prácticamente todas tus comidas. Para ello sírvete de recetas que tienen una verdura como protagonista, así como de purés, ensaladas o menestras. En el caso de las verduras con más presencia de pesticidas como espinacas, lechuga, pimiento o apio lo recomendable es adquirirlas de producción orgánica en la medida de lo posible pero sobretodo nunca olvides lavarla bien. La verdura congelada es perfectamente válida, pues mantiene los nutrientes, no así las verduras enlatadas que te recomiendo evites (elije antes guisantes congelados que guisantes en lata por ejemplo). Todas son buenas pero nunca deben faltar **brócoli, espinacas, hongos, setas, pimiento, cebolla, algas**

Fruta

Son tu "golosina natural" pero por su aporte en azúcar (fructosa) es necesario limitar su consumo a entre una y tres raciones diarias del tamaño de un puño. En la medida de lo posible es recomendable adquirir fruta orgánica, especialmente en aquella que carece de cáscara (fresas, arándanos, uvas...), y tampoco olvides lavarla bien. Todas son buenas pero conviene priorizar aquellas con aportes nutricionales excepcionales, propiedades anti-inflamatorias y bajo contenido en azúcar: **arándanos, frambuesas, fresas, moras, cereza, mandarina, naranja, limón, piña, aguacate, coco, kiwi, plátano, uva, manzana, pera.** La fruta deshidratada (pasas, dátiles), mermeladas (especialmente si llevan azúcares añadidos), fruta en almíbar o en lata y los zumos (incluso los caseros) son un capricho que puedes darte sólo de forma ocasional.

Pescado y marisco

Tu objetivo debería ser consumir pescado o marisco a diario o como mínimo 3 días por semana. Lo preferible es evitar el pescado de piscifactoría pues carece de los nutrientes que hacen interesante su consumo y optar por especies salvajes con bajos niveles de mercurio y metales pesados, y alto contenido en Omega3: **salmón, anchoa, sardina, arenque, caballa (preferiblemente del atlántico), trucha, mejillón, abadejo, lenguado, cangrejo, langosta, camarón (quisquilla), ostras, almejas, vieiras.**

Cocínalos a fuego muy lento, recuerda que las altas temperaturas destruyen el Omega-3.

Huevos

Junto con el pescado y el marisco es tu segunda fuente principal de proteínas y grasas de calidad. Como ya hemos visto es uno de los alimentos más completos que existen y puedes consumirlo a diario sin miedo. Los de producción ecológica (el código que tienen impreso comienza con un 0) tienen más nutrientes que los normales.

Para saber si es fresco introdúcelo en un recipiente con agua y comprueba que se quede en el fondo, si flota está en mal estado. ¿Recuerdas a Rocky bebiendo las claras crudas? Olvídalo, la proteína del huevo es más biodisponible al cocinarlo, además las claras contienen avidina, un antinutriente que sólo se desactiva al cocinar el huevo.

Animales y sus órganos

Todos los tipos de carnes sin procesar son bienvenidas a tu dieta, y pueden consumirse a diario o según tus preferencias (idealmente carne de animales que han pastado en libertad y criados sin uso de hormonas ni antibióticos) es decir carne de caza o ecológica. Evita los embutidos industriales y la carne procesada.

Pero no te olvides de las joyas de la corona: **hígado, corazón, sesos y riñones**, que deberías incluir una vez a la semana. También la gelatina **100%** que para quien no lo sepa es de origen animal (no confundir con los postres de sabores a base de azúcar, emulgente y colorantes). ¿Has oído el dicho "de lo que se come se cría"? Pues es verdad. El corazón es rico en coenzima Q-10 con propiedades cardiosaludables, los sesos en Omega-3, los huesos en minerales,

Especias y aderezos

En la cocina no te cortes con el uso de especias naturales de toda clase, pero especialmente emplea a menudo por sus propiedades saludables **jengibre, cúrcuma (curry), canela, ajo y perejil. El vinagre** también ha demostrado interesantes propiedades saludables.

MODERAR:

Almidones, cereales y legumbres

Se pueden tomar con moderación almidones como la **patata** (cocida y enfriada para que recupere su función prebiótica, y evitando la piel que es donde se concentran sus antinutrientes), **boniato, yuca, plátano macho,** legumbres en general y las **lentejas** en particular (tomando la precaución de dejarlas en remojo y cocinarlas adecuadamente). Dentro de los cereales y pseudocereales que sí pueden tomarse con moderación están **arroz** (mejor basmati o de grano largo) el **trigo serraceno** o la **quinoa**.

Edulcorantes y salsas

Edulcorantes como la estevia, xilitol, sorbitol o maltitol parecen ser seguros. La miel es un alimento nutritivo con múltiples propiedades beneficiosas (es nuestra principal fuente de enzimas digestivas) pero por su alto contenido en azúcares debe tomarse también con moderación.

La salsa de soja común contiene trigo, si te gusta mejor busca una que sea "gluten free". La mayonesa es preferible hacerla casera para evitar el azúcar y emplear aceite de oliva virgen extra o aceite de aguacate en vez de aceite de girasol. El kétchup y el tomate frito también sería preferible hacerlo casero para evitar azúcar, pero si no te gusta el sabor tampoco te obsesiones, úsalos con moderación y compra los que tengan menos y mejores ingredientes. Los aderezos para ensalada por norma general suelen ser poco recomendables, fíjate en qué ingredientes llevan.

Lácteos

Los paleo-puristas se echarían las manos a la cabeza al encontrar los lácteos entre el grupo de alimentos permitidos. Si bien es cierto que gran parte de la población presenta intolerancias y que la leche UHT que venden en los supermercados es un pobre alimento, esto no quiere decir que tengas que renunciar a otros interesantes derivados de la leche como **kéfir, yogurt natural, nata, queso o mantequilla**. Eso sí, en la grasa se acumula tanto lo bueno (nutrientes) como lo malo (antibióticos, hormonas...) por lo que si vas a consumir lácteos grasos es muy recomendable que sean de producción orgánica en la medida de lo posible.

Frutos secos

Por una parte son ricos en vitaminas y minerales (manganeso, cobre, magnesio, fósforo, vitamina B6...) pero por otra tienen un ratio descompensado de Omega6/Omega3 y además también contienen antinutrientes como el ácido fítico, por lo que su consumo debe moderarse. Uno de los más recomendables son las nueces de macadamia, aunque pueden consumirse en variedad siempre de forma limitada.

Si hablamos de frutos secos fritos o tostados lo mejor es restringir su consumo al mínimo ya que sus ácidos grasos se enrancian fácilmente al someterlos a altas temperaturas durante su elaboración..

Otros

Un café o té al día, miel de forma ocasional (mejor si es cruda y no la que venden en supermercados), cacao puro (al menos 70%), o estevia son también otros alimentos que pueden consumirse con moderación.

ELIMINAR:

Azúcar y derivados

Empleados en productos procesados: fructosa, maltosa, dextrosa, sacarosa, azúcar de caña integral, maltodextrina, jugo de caña evaporado, melaza, miel, jarabe de maíz así como edulcorantes sin calorías como aspartamo, sacarina, acesulfamo-k y sucralosa.

Grasas trans

Aceites hidrogenados o parcialmente hidrogenados, y productos elaborados que las contienen: margarina, palomitas, snaks de patatas, galletas, bollería industrial comida rápida y productos precocinados como pizza, canelones, lasaña, croquetas, empanadillas...

Cereales con gluten y/o antinutrientes

Trigo, cebada, centeno, espelta y productos elaborados con sus harinas como pan, bollería, cereales de desayuno, barritas energéticas...

Semillas y aceites ricos en Omega 6

Girasol (pipas), maíz (palomitas, margarina), colza, soja (si es germinada sí está permitida: salsa de soja sin gluten, natto, miso, tempeh), cáñamo, sésamo... tanto en semillas como en aceites.

Alcohol

PERIODICIDAD:

- **A diario:** fruta y verdura variada, café o té, especias.
- **3-7 veces por semana:** pescado y marisco, caldo de huesos, huevos, carne.
- **1-2 veces por semana:** salsa de tomate, órganos (especialmente hígado), patata cocida enfriada, crucíferas (brócoli, coles de bruselas, coliflor, repollo), espinacas.
- **Ocasionalmente:** frutos secos, chocolate, miel.

Exposición solar favorable

Si bien las quemaduras solares indican mayor incidencia de cáncer de melanoma, las exposiciones regulares y moderadas lo previenen[92]. Pero no sólo eso, la exposición solar favorable está asociada a una disminución en la mortalidad por cáncer en general, incluido cáncer de próstata, cáncer de colon, cáncer de pulmón, cáncer de riñón, cáncer de mama, cáncer de vejiga, y otros.[93 94 95 96 97]

Sin embargo las instituciones sanitarias han gastado millones en advertir sobre los riesgos de tomar el sol, lo que ha dado lugar a una hipovitaminosis mundial. El 70% de la población en Europa presenta déficit de esta vitamina.[98] Resulta paradójico que para evitar un tipo determinado de cáncer se hagan recomendaciones que aumentarían el riesgo de padecer todos los demás, y más aún, se haga campaña a favor del uso de cremas de protección solar que contienen conocidos componentes tóxicos.

No existe ninguna evidencia científica sobre que las cremas solares protejan del melanoma. Sin embargo sí hay evidencias sobre la toxicidad de alguno de sus ingredientes como el óxido de zinc[99] o el dióxido de titanio[100] además de otros componentes xenoestrógenos. Algunas teorías además sugieren que al emplear cremas solares aumentaría el riesgo de sufrir cáncer de melanoma al dar lugar a un aumento en el tiempo de exposición. Lo que es seguro es que inhiben la necesaria absorción de vitamina D a través del sol.

---

[92] http://www.ncbi.nlm.nih.gov/pubmed/8475009
[93] http://www.ncbi.nlm.nih.gov/pubmed/11920550
[94] http://www.ncbi.nlm.nih.gov/pubmed/22539073
[95] http://www.ncbi.nlm.nih.gov/pubmed/16886670
[96] http://www.ncbi.nlm.nih.gov/pubmed/16595142/
[97] http://www.ncbi.nlm.nih.gov/pubmed/8475009
[98] http://www.sciencedaily.com/releases/2012/01/120110102058.htm
[99] http://www.ncbi.nlm.nih.gov/pubmed/24555677
[100] http://www.ncbi.nlm.nih.gov/pubmed/20974980

El ser humano aclaró el color de su piel al salir de África como mecanismo evolutivo de adaptación, para poder aprovechar mejor la radiación ultravioleta en mayores latitudes. No en vano el déficit de vitamina D se asocia con incidencia de cardiopatías[101] (hipertensión, infarto de miocardio, ictus, diabetes, fallo cardíaco congestivo, ateroesclerosis y disfunción endotelial) artritis reumatoide[102], artrosis[103], diabetes tipo I[104], psoriasis[105], gripe[106], tuberculosis[107], lupus[108], asma[109], depresión[110], dolor crónico[111], etcétera... Considerando insuficiencia niveles de vitamina D por debajo de 30ng/ml.

Es complicado obtener la dosis necesaria de vitamina D a través de la dieta, sería necesario consumir 10 huevos diarios por lo que es imprescindible someternos a exposiciones solares favorables. El tiempo considerado óptimo para la salud variará según nuestro fototipo, el horario y la época del año en que realicemos la exposición solar. Al final de este apartado encontrarás una tabla orientativa de tiempos para una exposición solar favorable.

No está claro que la suplementación de vitamina D tenga los mismos beneficios que la exposición solar, ya que producto de la exposición solar se obtienen otros cofactores beneficiosos que aún no han sido suficientemente estudiados

No obstante la suplementación de vitamina D es barata y completamente inocua, por lo que puede ser interesante tomar entre los meses de noviembre y marzo un complemento de vitamina D3 (colecalciferol) que es la forma más biodisponible. Lo ideal es

[101] http://www.ncbi.nlm.nih.gov/pubmed/22184689
[102] http://www.ncbi.nlm.nih.gov/pubmed/23323190
[103] http://www.ncbi.nlm.nih.gov/pubmed/19404958
[104] http://www.ncbi.nlm.nih.gov/pubmed/18548227
[105] http://www.ncbi.nlm.nih.gov/pubmed/2095195
[106] http://www.ncbi.nlm.nih.gov/pubmed/18298852/
[107] http://www.ncbi.nlm.nih.gov/pubmed/18245055
[108] http://www.ncbi.nlm.nih.gov/pubmed/16431339
[109] http://www.ncbi.nlm.nih.gov/pubmed/19365260
[110] http://www.ncbi.nlm.nih.gov/pubmed/22372707
[111] http://www.ncbi.nlm.nih.gov/pubmed/17377737

hacerlo en la comida más copiosa del día y junto con algo de grasa, para maximizar su absorción.

	Abril-Mayo	Junio-Agosto	Sept-Oct
	8:00 a 11:00		
Fototipo I	15-20	10-15	15-20
Fototipo II	20-30	15-20	20-30
Fototipo III	30-40	20-30	30-40
Fototipo IV	40-60	30-40	40-60
Fototipos V-VI	60-75	40-60	60-75
	11:00 a 15:00		
Fototipo I	10-15	2-8	10-15
Fototipo II	15-20	5-10	15-20
Fototipo III	20-30	15-20	20-30
Fototipo IV	30-40	20-25	30-40
Fototipos V-VI	40-60	25-35	40-60
	15:00 a 18:00		
Fototipo I	15-20	10-15	15-20
Fototipo II	20-30	15-20	20-30
Fototipo III	30-40	20-30	30-40
Fototipo IV	40-60	30-40	40-60
Fototipos V-VI	60-75	40-60	60-75

Fototipo I: Piel muy clara. Ojos azules. Pecas. Casi albinos.

Fototipo II: Piel clara. Ojos claros. Pelo rubio o pelirrojo.

Fototipo III: Piel blanca (caucasiana). Ojos y pelo castaño.

Fototipo IV: Piel mediterránea. Pelo y ojos oscuros.

Fototipo V: Piel morena, tipo India, Sudamérica, gitanos.

Fototipo VI: Piel negra.

Duerme como un bebé

La mayoría de procesos hormonales de recuperación y regeneración tienen lugar durante el sueño. Suficientes horas de sueño equivalen a tener más energía durante el día, niveles de cortisol más bajos y menos antojos de comida o excesos calóricos (baja la grelina y aumenta la leptina).

Dormir 8 horas en lugar de 4, duplica los niveles de testosterona y mejora la sensibilidad a la insulina. Esto no quiere decir que existan unas determinadas horas de descanso para todo el mundo, sino que escuches a tu cuerpo y le des el descanso que te pida, que suele estar entre 8 y 10 horas diarias.

- Respeta los ritmos circandianos y adapta tus horas de sueño a las horas de ausencia de luz.
- La melatonina es una de las hormonas implicadas en la conciliación del sueño y es segregada por la glándula pineal en ausencia de luz, sin embargo la luz azul que emiten especialmente las pantallas de dispositivos electrónicos (TV, monitores, tablets, smartphones...) pueden detener la producción de melatonina dificultando el sueño. La última tendencia en EEUU es ponerse desde el atardecer y hasta el momento de irse a la cama unas gafas amarillas ya que filtran las ondas de luz azul: http://amzn.to/1GVJ6Vu
- Crea un ambiente totalmente oscuro para dormir. Para despertar lo ideal es sustituir los despertadores con alarmas sonoras que interrumpen tus ciclos de sueño por despertadores con simulación de amanecer mediante luz y sonidos de la naturaleza como este: http://amzn.to/1Em1MwY
- Evita un exceso de cafeína. No excedas de un café o té al día y por supuesto evita bebidas energizantes o con cafeína.
- Haz deporte. Descansarás mejor.

- No te vayas a dormir en ayunas. Si haces ayuno intermiente es preferible hacerlo de cena a cena, es decir suprimir el desayuno y la comida pero no la cena.
- Toma carbohidratos por la noche. ¿Después de comer una paella u otra comida rica en carbohidratos te entra sueño? El motivo es que desencadenan ciertos neurotransmisores que facilitan el descanso, de modo que el mejor momento para tomarlos es en la cena. Además a estas alturas ya sabes que los carbohidratos por la noche NO engordan.

Salud dental

El origen del problema: la alimentación

Los dientes fosilizan bien, y eso nos ha permitido saber que a pesar de que en el paleolítico no existían las consultas de dentistas las ortodoncias ni los dentífricos, tenemos mucho que envidiar de sus dentaduras: ausencia de caries, dientes rectos, espacio para las muelas del juicio y una mordida perfecta.

El dentista Weston Price encontró al visitar poblaciones que mantenían dietas ancestrales la misma perfección en su dentadura. Y no sólo eso, al incorporar alimentos modernos como harinas o azúcar las dentaduras de esas mismas poblaciones comenzaban a deteriorarse por lo que su ventaja no era genética. Afortunadamente una correcta alimentación no sólo evita problemas dentales, sino que los revierte.[112]

- Limita el consumo de carbohidratos simples. Dado que sin carbohidratos no se pueden dar caries si los eliminamos de la ecuación el problema queda resuelto. Otro motivo más para suprimir azúcar, cereales y harinas de nuestra dieta.
- Evita bebidas carbonatadas, dañan el esmalte.
- Reduce el número de comidas o picoteo entre horas. Si pasas el día comiendo aumenta el tiempo de exposición a los ácidos producidos con la fermentación de los carbohidratos. Otro motivo más para no hacer más de 3 comidas al día.
- Proporciona nutrientes. Tus dientes al igual que tus huesos tienen la capacidad de regeneración, pero para ello necesitan las vitaminas y minerales adecuados: vitamina D (sol, huevos, mantequilla, suplementos de vitamina D3+K2), vitamina A (hígado, brócoli, mantequilla, espinaca) vitamina K2 (se encuentra en pequeñas cantidades en el queso, huevo o

---

[112] http://www.ncbi.nlm.nih.gov/pmc/articles/PMC2520490/

mantequilla pero lo recomendable es un suplemento) calcio, magnesio y fósforo (espinacas, brócoli, sardinas, salmón, anchoas, almendras...)

Cepíllate los dientes, pero no como te han enseñado

Cuando las autoridades sanitarias situaron los cereales en la base de la pirámide nutricional a la vez que criminalizaban las grasas y en respuesta la industria alimentaria las comenzó a sustituir por azúcar los dentistas de todo el mundo empezaron a frotarse las manos. Y no sólo ellos, los fabricantes de dentífricos y enjuagues bucales también olieron el negocio y nos empezaron a 'educar' para que relacionáramos nuestros problemas bucales con la falta de cepillado. Y lo consiguieron. A día de hoy está peor visto no cepillarse los dientes tres veces al día que no limitar el consumo de azúcar.

El objetivo del cepillado es 'barrer' los restos de comida de las que se alimentan las bacterias que producen caries, es por este motivo que debe hacerse de arriba abajo en la parte superior, y al contrario en la inferior. Sin embargo muchos se empeñan en 'fregar' sus dientes, frotando de lado a lado, y así lo único que consiguen es llevar la porquería debajo de la encía, lo que genera sarro y gingivitis.

El uso de la pasta de dientes es totalmente innecesario[113], los fabricantes añaden detergentes para que formen espuma así como agentes para dejar un aliento fresco y con ello una falsa sensación de limpieza. Pero como ya sabemos se trata de 'barrer' no de 'fregar', por lo que su único objetivo es engañar al consumidor. Si gastar el dinero en algo inútil te parece poco suma que los fabricantes añaden sustancias como dióxido de titanio (posible cancerígeno), flúor (posible causante de hipotiroidismo[114]) o glicerina (sustancia que le

---

[113] http://www.ncbi.nlm.nih.gov/pubmed/20657090
[114] http://fluoridealert.org/studies/thyroid01/

aporta su textura pastosa y evita que se seque, pero también puede dejar una capa en los dientes que evita que éstos se puedan remineralizarse).

También nos han inculcado la creencia de que hay que cepillarse los dientes después de cada comida, pero de hacerlo lo único que conseguiríamos sería frotar contra nuestros dientes a su mayor enemigo, el ácido. Después de las comidas lo más sensato para bajar la acidez es masticar chicle (sin azúcar obviamente y mejor si llevan xilitol) o enjuagarnos simplemente con agua. Debemos esperar al menos una hora después de las comidas antes de cepillarnos los dientes[115] o de lo contrario sería peor el remedio que la enfermedad.

Si lo deseas puedes sustituir tu cepillo de dientes por un palo de miswak, que han sido los cepillos naturales que se han usado desde tiempos inmemoriales. Con propiedades antimicrobianas y un gran número de estudios que respaldan su superioridad frente a los cepillos comerciales[116] [117].

---

[115] http://www.ncbi.nlm.nih.gov/pubmed/10529531
[116] http://www.ncbi.nlm.nih.gov/pubmed/15643758
[117] http://www.ncbi.nlm.nih.gov/pubmed/18672998

Salud digestiva

Hipócrates, considerado el padre de la medicina moderna, decía que todas las enfermedades comenzaban en el intestino. No andaba del todo equivocado. Mucha gente cree que es la piel lo único que nos protege de los patógenos externos, pero el área de exposición de nuestro sistema digestivo es casi 100 veces mayor que el de nuestra piel. Por algo el 70% de tus defensas se concentran en el intestino. Tu sistema digestivo decide qué entra y qué no, y para ello hace uso de la barrera intestinal.

Pero cuando la barrera intestinal está dañada vienen los problemas. Las aperturas entre las células epiteliales en la barrera intestinal permiten el paso al torrente sanguíneo de toxinas, microbios y partículas de comida sin digerir, dando lugar a lo que conocemos como Síndrome del Intestino Permeable, que según estudios afectaría a entre un 15 y un 20% de la población.

El Síndrome del Intestino Permeable está relacionado con multitud de dolencias: gases, distensión, diarrea, estreñimiento, colon irritable, colitis ulcerosa, enfermedad de Crohn, artritis reumatoide, celiaquía, tiroiditis de Hashimoto, esclerosis múltiple, lupus, psoriasis, eccema, urticaria, acné, rosácea, alergia estacional, asma, sinusitis crónica, desequilibrios hormonales, depresión, fibromialgia, fatiga crónica, candidiasis, intolerancias alimentarias...

Qué origina el Síndrome del Intestino Permeable:

- Cereales y harinas. La proteína gliadina, que forma parte del gluten es un conocido compuesto perjudicial para la integridad de la barrera intestinal.
- Alimentos inflamatorios. Azúcar, aceites vegetales ricos en Omega-6, alcohol...
- Estrés crónico
- Medicamentos. Antibióticos, aspirina y paracetamol deben tomarse sólo cuando sea necesario ya que afectan a la mucosa gastrointestinal.
- Toxinas. Sustancias como el bisfenol A (BPA),

Cómo curar el Síndrome del Intestino Permeable:

- Además de evitar todo lo anterior, si crees que ya padeces esta enfermedad puede ser recomendable retirar temporalmente lácteos, legumbres, frutos secos, huevos y café. Y volver a reintroducirlos de uno a uno pasado un tiempo para comprobar si los síntomas vuelven con alguno de ellos.
- Añade los ingredientes esenciales para facilitar la correcta digestión y asimilación, como enzimas digestivas, betaína y ácidos biliares.
- Consume alimentos probióticos como el chucrut, yogur o kéfir.
- Consume alimentos prebióticos como la patata enfriada*.

*Las patatas o la yuca contienen almidón resistente que actúa como prebiótico (alimento para la flora intestinal). Sólo tienen un problema, y es que su contenido en almidón resistente se degrada al cocinarlo, pero la buena noticia es que en parte se recupera si después se deja enfriar. ¿Qué tal una deliciosa ensaladilla rusa fría?

Expulsa en una postura natural

Por último, la postura recomendada a la hora de expulsar es la posición en cuclillas. Esta posición es la más fisiológica para la defecación pues relaja el músculo puborrectal, rectificando el ángulo anorrectal lo cual facilita la expulsión de las heces. Los muslos actúan de soporte de los glúteos y el suelo pélvico disminuyendo así el riesgo de lesiones secundarias a esfuerzos defecatorios repetidos.

En algunos países los inodoros consisten en un agujero en el piso con dos sitios adyacentes para apoyar los pies (son llamados letrinas o inodoros a la turca) permitiendo una postura natural. En otros lugares como España se emplean inodoros con taza, en los que o bien podemos subirnos sobre ésta (con riesgo de resbalar y sufrir un accidente) o bien emplear taburetes o alzas que permitan elevar los pies durante el esfuerzo defecatorio.

Incluso es posible adquirir artilugios diseñados específicamente con este fin a través de Internet, como Squatty Potty que puede pedirse en Amazon: http://amzn.to/1yyLkfM

How it works

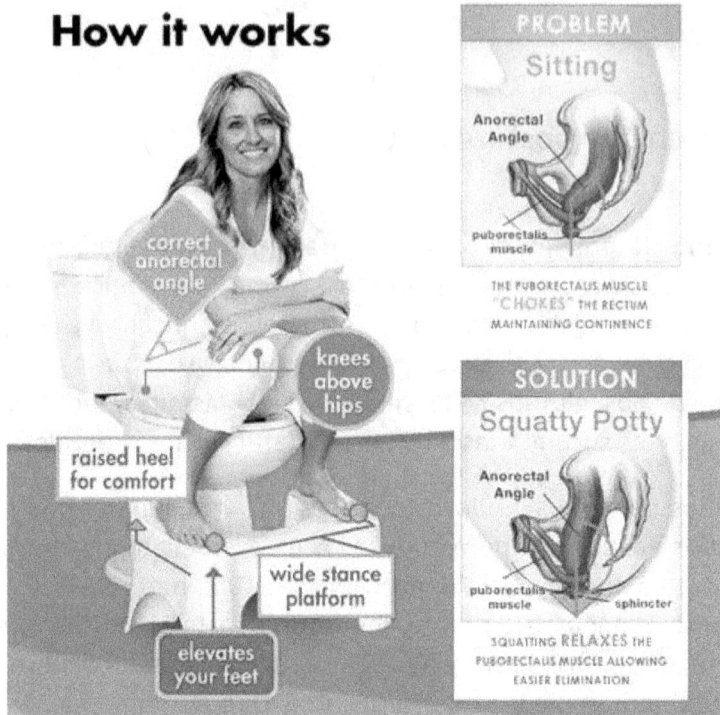

correct anorectal angle

knees above hips

raised heel for comfort

wide stance platform

elevates your feet

PROBLEM

Sitting

Anorectal Angle

puborectalis muscle

THE PUBORECTALIS MUSCLE
"CHOKES" THE RECTUM
MAINTAINING CONTINENCE

SOLUTION

Squatty Potty

Anorectal Angle

puborectalis muscle   sphincter

SQUATTING RELAXES THE
PUBORECTALIS MUSCLE ALLOWING
EASIER ELIMINATION

Salud cerebral

Las enfermedades neurodegenerativas (demencia, Alzheimer...) representan ya la tercera causa de mortalidad, sólo por detrás de la enfermedad cardiovascular y el cáncer.

El estrés mental crónico mata. Como ya hemos visto está relacionado con enfermedades coronarias, enfermedades del aparato digestivo, desajustes metabólicos, inflamación, obesidad... La alimentación y el estilo de vida determinan nuestra salud cerebral:

- **Consume más pescado y marisco.** Niveles bajos de Omega-3 pueden acelerar el envejecimiento cerebral y pérdida de memoria.[118]
- Mayores niveles de colesterol se asocian con mejor memoria, menor riesgo de demencia[119] y menos mortalidad[120].
- **Come más grasa.** Las personas que tienen mayor un alto consumo de carbohidratos y bajo en grasas tienen más riesgo de padecer enfermedad neurodegenerativa[121].
- **Medita.** Según un estudio[122] incorporar en la vida diaria técnicas de relajación y meditación reduce el riesgo de mortalidad en un 48% a lo largo de 5 años.
- **Ríete todos los días.** Se ha comprobado que reír incrementa los niveles de dopamina y serotonina, dos neurotransmisores relacionados con sensaciones placenteras y de calma, respectivamente. Y al mejorar nuestro estado de ánimo, dejamos de verlo todo negro y nos volvemos más creativos.

---

[118] http://www.sciencedaily.com/releases/2012/02/120227162549.htm
[119] http://www.ncbi.nlm.nih.gov/pubmed/18757771
[120] http://www.ncbi.nlm.nih.gov/pubmed/9343498
[121] http://www.ncbi.nlm.nih.gov/pubmed/22810099
[122] http://circoutcomes.ahajournals.org/content/5/6/750.full?sid=5bfb47bc-ce6d-4800-9693-2721f911c08c

- **Evita un exceso de cafeína**, especialmente a partir de ciertas horas.
- **Evita el estrés.** No te comprometas a más cosas de las que puedas cumplir sin sentirte agobiado. Rodéate de personas positivas y evita a la gente pesimista y protestona. Si algo en tu vida no te gusta no te amargues, pon soluciones y cámbialo. Aprende a relativizar los problemas. Todo sufrimiento se origina en que tienes algo que deseas cambiar. Esto a veces es bueno, si tienes hambre buscas alimento, si tienes frío buscas refugio. Pero cuando sufrimos por algo que no podemos cambiar el resultado es un estrés continuo. Hay un proverbio chino que dice "Si tiene solución ¿por qué te preocupas? Y si no tiene solución ¿Por qué te preocupas?
- **Toma el sol.** Un déficit de vitamina D está relacionada con mayor probabilidad de depresión, Parkinson y Alzheimer[123] [124]
- **Descansa.** La mayoría de procesos hormonales de recuperación y regeneración tienen lugar durante el sueño. Suficientes horas de sueño equivalen a tener más energía durante el día, niveles de cortisol más bajos y menos antojos de comida o excesos calóricos (baja la grelina y aumenta la leptina). Dormir 8 horas en lugar de 4, duplica los niveles de testosterona y mejora la sensibilidad a la insulina. Esto no quiere decir que existan unas determinadas horas de descanso para todo el mundo, sino que escuches a tu cuerpo y le des el descanso que te pida, respetando los ritmos circandianos y adaptando tus horas de sueño a las horas de ausencia de luz. Duerme con las persianas abiertas para que la luz natural te despierte progresivamente y evita en la medida de lo posible el uso de despertadores que puedan cortar tus ciclos de sueño. Tomar carbohidrato en la cena aumenta el triptófano, facilitando la conciliación del sueño[125].

[123] http://www.ncbi.nlm.nih.gov/pubmed/22503994
[124] http://www.ncbi.nlm.nih.gov/pubmed/23377209
[125] http://ajcn.nutrition.org/content/85/2/426.full

- **Haz deporte.** El ejercicio elimina el estrés, previene la depresión, y mejora las capacidades cognitivas.
- **Ejercita el cerebro.** Evita la rutina y adquiere nuevas habilidades: artes marciales, bailar, tocar un instrumento, movimientos de parkour... (Son solo ideas).
- **Escucha música.** Antes incluso que la música clásica ya tocábamos ritmos tribales en rudimentarios instrumentos. A la música se le atribuyen numerosas propiedades terapéuticas.
- **Sé feliz.** Si un alimento que en principio no es saludable te proporciona la suficiente felicidad, date un capricho de vez en cuando.

Meditación

Si nunca lo has practicado puede que te suene a algo místico o pseudocientífico. Nada más lejos de la realidad. Aunque la fala fama quizá venga de la cantidad de vendemotos que han creado un negocio adornando esta práctica milenaria como algo mágico o espiritual, en realidad no tiene nada de eso, y sus efectos han sido comprobados mediante escáneres cerebrales y estudios científicos[126] [127] [128].

La meditación se considera un cuarto estado de consciencia (los otros tres son vigilia, soñar y dormir). Dicho estado incrementa la actividad en las zonas asociadas con las emociones positivas y a su vez las disminuye en el lóbulo derecho, área relacionada con la

---

[126]

http://journals.lww.com/neuroreport/pages/articleviewer.aspx?year=2000&issue=05150&article=00041&type=abstract

[127]   http://www.psyn-journal.com/article/S0925-4927%2810%2900288-X/abstract

[128] http://www.jpsychores.com/article/S0022-3999(03)00573-7/abstract

depresión, además los niveles de atención se incrementan considerablemente y pudiéndose mantener por periodos más largos.

Meditar es tan sencillo y tan complicado como intentar vaciar la mente de pensamientos. Y digo intentar porque es imposible llegar a dejar la mente en blanco por completo. Para ello se emplea la respiración consciente, es decir concentrarte en tu propia respiración y trata de evitar cualquier otro pensamiento. Parece fácil, pero verás que el cerebro te envía constantemente pensamientos que tendrás que esquivar constantemente.

No te preocupes, meditar consiste en eso. No en dejar la mente en blanco, sino en intentarlo una y otra vez, concentrándote únicamente en inspirar y expirar. Busca una posición cómoda, puede ser tumbado no tiene por qué ser la típica posición de loto, y dedícale 5 minutos cada día, por ejemplo en la cama antes de dormir.

Salud arterial

Las enfermedades de las arterias coronarias son la principal causa de muerte en los países desarrollados. Tenemos un 40% de posibilidades de morir de enfermedades del corazón.

Sin embargo en vez de darle la importancia que merece la desinformación y la falta de interés han dado lugar a que aún sobrevivan viejos mitos del siglo pasado en torno a este tema: que el colesterol es malo, que el colesterol de los alimentos aumenta el colesterol en sangre, o que el colesterol provoca enfermedad coronaria.

Cegados por estas falsas creencias nos lanzamos a consumir alimentos enriquecidos con esteroles vegetales para reducir el colesterol (Danacol, Benecol, Vidacol, Flora pro.activ...) que lejos de ser saludables, en realidad aumentan el riesgo de enfermedad coronaria,[129] o a tomar medicamentos como las estatinas de forma masiva con serios efectos secundarios[130] y cuyo consumo en muchas ocasiones supone más riesgos que beneficios[131].

El miedo injustificado al colesterol

Tener el colesterol alto no provoca enfermedades ni supone riesgo de ninguna clase. Si ingieres menos colesterol del que necesitas lo único que sucederá es que harás trabajar a tu hígado en exceso para que fabrique el colesterol que necesitas.

Además de para un correcto funcionamiento del cerebro, la síntesis de hormonas esteroideas, vitamina D y ácidos biliares, el colesterol se encarga de formar la membrana protectora de todas y

---

[129] http://thescipub.com/abstract/10.3844/ojbsci.2014.167.169
[130] http://www.ncbi.nlm.nih.gov/pubmed/22231607
[131] http://www.ncbi.nlm.nih.gov/pubmed/21249663

cada una de las células de tu cuerpo. Dicho de otro modo, sin colesterol te mueres, y de hecho la dificultad para sintetizar colesterol es una patología congénita conocida como Síndrome de Smith-Lemi-Opitz .

Y si, has leído sintetizar, porque la mayor parte del colesterol que tu cuerpo necesita lo fabricas en el hígado, siendo sólo una parte ínfima la que obtienes a través de la dieta. Motivo por el cual resulta absurdo querer reducir los niveles de colesterol modificando la dieta. El colesterol que contienen los alimentos ni eleva el colesterol en sangre[132], ni perjudica la salud, salvo cuando se someten a elevadas temperaturas, práctica habitual en alimentos procesados.

Como ya hemos visto el colesterol es imprescindible para la vida, pero siendo un ácido graso hay que llevarlo a las células de tu cuerpo a través de la sangre. ¿Has intentado alguna vez diluir aceite en agua? No es posible. La sangre es un medio acuoso, y para que los lípidos puedan circular en ella se unen a proteínas formando lipo-proteínas. Existen lipo-proteínas de varios tipos:

- **LDL:** lipo-proteínas de baja densidad, conocidas por ser colesterol "malo". Cumplen una función necesaria, llevar el colesterol del hígado a las células, pero van tan cargadas que si se encuentran con un vaso dañado pueden quedarse pegadas a la pared, obstruyendo la circulación de la sangre y dando lugar a un infarto o ictus.
- **HDL:** lipo-proteínas de alta densidad, conocidas por ser colesterol "bueno". Hacen el viaje contrario, llevan el colesterol usado por las células al hígado para que éste sea transformado en ácidos biliares. Van menos cargadas y esto posibilita que puedan absorber el colesterol sobrante de lipo-proteínas LDL, actuando como protector cardíaco.

---

[132] http://www.ncbi.nlm.nih.gov/pubmed/18575296

Cuando en los años 50 los médicos empezaron a realizar autopsias a fallecidos por ataques al corazón, lo que encontraban era una acumulación de colesterol en las arterias, llegando a la errónea conclusión de que el colesterol era el origen de la enfermedad. Pero como hemos visto las lipo-proteínas LDL no se quedan pegadas a las paredes sin ninguna causa, sino cuando estas presentan inflamación.

La capa interior de las arterias, llamada íntima, es suave y resbaladiza y tiene como función que la sangre circule fluidamente. Sin embargo productos tóxicos como el azúcar, la nicotina, o la homocisteína dañan las células que se encargan de la integridad de dicha capa, produciendo hendiduras, que es donde después quedarán pegadas las lipo-proteínas LDL.

Un factor que aumenta el número de lipo-proteínas LDL son los triglicéridos, ya también son transportadas en las mismas. A más triglicéridos, más partículas LDL y más riesgo de enfermedad arterial. ¿Adivinas qué origina un aumento de los triglicéridos? El azúcar, la fructosa y los carbohidratos refinados.

Qué marcadores son importantes en un análisis de sangre

Ahora ya sabes por qué el cómputo de colesterol total sin más es irrelevante a la hora de evaluar el riesgo de enfermedad arterial. En la actualidad los análisis muestran HDL-c y LDL-c que son el colesterol total calculado, aunque el dato que en realidad nos interesaría serían los niveles de HDL-p y LDL-p que son las partículas de lipo-proteínas. Por su parte la proteína C reactiva (PCR) es un buen marcador de inflamación sistémica.

- LDL-p: idealmente inferior a 2000
- HDL-c: idealmente por encima de 60mg/d
- Ratio Colesterol total / HDL: idealmente inferior a 4

- Ratio Triglicéridos / HDL: idealmente inferior a 2
- Proteína C reactiva: inferior a 3 mg/l

Cómo reducir el riesgo de enfermedad coronaria
- Evita el azúcar y los carbohidratos refinados
- Evita el tabaco
- Evita los aceites vegetales poliinsaturados[133] (girasol, maíz, soja...)
- Come más grasa monoinsaturada[134] (aceite de oliva virgen extra, aguacate, mantequilla, beicon...)
- Haz ejercicio[135]
- Controla el estrés
- Asegúrate suficiente yodo[136], cobre[137], selenio[138] y vitamina C[139]. Esto es, fruta, verdura, pescado, marisco, algas...

Reconocer un ataque al corazón
El corazón carece de fibras dolorosas específicas, pero cuando algo va mal sus nervios se vuelven eléctricamente inestables y cuando cruzan la espina dorsal pueden producir un cortocircuito en otros nervios. Por eso no existe un lugar específico en el que sintamos dolor cuando experimentamos un ataque al corazón, e incluso puede que no sintamos ningún síntoma.

Algunos de los signos más comunes son:

---

[133] http://www.ncbi.nlm.nih.gov/pubmed/21118617
[134] http://www.ncbi.nlm.nih.gov/pubmed/16287956?dopt=Citation
[135] http://www.ncbi.nlm.nih.gov/pubmed/22795291
[136] http://www.jacn.org/content/25/1/1.long
[137] http://www.ncbi.nlm.nih.gov/pubmed/17339407
[138] http://www.ncbi.nlm.nih.gov/pubmed/16317514
[139] http://berkeley.edu/news/media/releases/2008/11/12_vitaminc.shtml

- Molestias en la parte superior del cuerpo (podría ser en uno u otro brazo, espalda, cuello, mandíbula o estómago).
- Dolor o molestia en el pecho (presión o sensación de estar lleno)
- Respiración dificultosa.
- Sudor frío.
- Náuseas.
- Fatiga extrema y repentina.

Si experimentas alguno de estos signos llama al 112 inmediatamente. Si se actúa durante la primera hora las posibilidades de supervivencia son mucho mayores.

Salud ocular

En los últimos años estamos asistiendo a una epidemia de miopía. En Europa y Estados Unidos la miopía afecta ya al 50% de las personas menores de 19 años, mientras que ese porcentaje se eleva sorprendentemente hasta llegar a cotas superiores al 90% en algunos lugares de Asia como Taiwán, Singapur o China. Pero el record absoluto lo ostenta Corea del Sur y su capital Seúl en donde un 96% de los jóvenes sufren miopía.

Al margen del componente genético, este aumento sin precedentes tiene su explicación en las horas que pasamos al aire libre, o mejor dicho, las que hemos dejado de pasar. Ya en un estudio[140] realizado en 1990 se encontró que los adolescentes en Israel que asistían a escuelas conocidas como "Yeshivas" donde pasaban horas y horas estudiando textos religiosos mostraban tasas de miopía mucho más altas que los estudiantes en otras escuelas donde pasaban más tiempo al aire libre y menos horas en las aulas leyendo.

Desde entonces numerosos estudios [141] han corroborado la correlación existente entre miopía y menor tiempo pasado al aire libre ¿pero cuál es la explicación fisiológica a este hecho? La luz solar estimula la liberación de dopamina en la retina, un neurotransmisor que tiene un papel muy importante en la forma del globo ocular durante su desarrollo temprano. Algo que no se consigue con luz artificial. Además nuestros ojos están acostumbrados a enfocar objetos a distinta distancia y con una iluminación muy superior a la que tenemos en interiores.

---

[140]

http://www.ncbi.nlm.nih.gov/pubmed/8254449?dopt=Abstract&holding=npg
[141] http://www.ncbi.nlm.nih.gov/pubmed/20926821

La alimentación es otra de las claves. Los niños alimentados con leche materna tienen menos posibilidades de desarrollar miopía[142]. Y los adultos que ingieren suficiente Omega-3 sufren menos degeneración macular asociada a la edad[143]. Otras sustancias como la luteína (brócoli, espinaca, huevo), zeaxantina (huevo, kiwi, naranja), y los bioflavonoides (cítricos) también parecen proteger de enfermedades de la vista.

Por otra parte la exposición directa de los ojos a rayos UVA está relacionada con la aparición de cataratas y degeneración macular, por lo que es muy recomendable el uso de gafas de sol homologadas cuando realizamos tareas que, contranatura, nos obligan a mirar al sol (como conducir, o realizar ciertos trabajos).

---

[142] http://www.medicineonline.com/news/12/899/Mother-s-Milk-Helps-Prevent-Myopia-Study.html

[143] http://www.sciencedaily.com/releases/2009/06/090618101508.htm

Cáncer

Hay muchas probabilidades de que tengas un cáncer del tamaño de la cabeza de un alfiler en este momento, de hecho prácticamente el 100% de la población tiene algún cáncer microscópico al cumplir los 70 años, y el 50% desarrollará la enfermedad en algún momento de su vida.

Hoy tenemos claras una gran parte de las causas que desencadenan cáncer: origen hereditario, metabólico (azúcar), tabaco, alcohol, exceso de omega6 (aceite de girasol), bisfenol-A (plásticos BPA), benzopirenos (carne muy hecha), acrilamida (patatas fritas congeladas) pesticidas (fruta y verdura sin lavar), metales pesados, exposición a contaminantes ambientales (amianto, partículas expulsadas por vehículos diesel...), quemaduras solares por sobre-exposición...

Por otra parte también conocemos qué alimentos contienen sustancias que protegen contra el cáncer:

- **Omega-3:** pescado azul, marisco.
- **Vitamina D:** sol, pescado, huevos.
- **Flavonoides:** vegetales y fruta
- **Antioxidantes:** polifenoles del té verde, licopenos del tomate, vitamina C, E, betacarotenos....
- **Sulforano:** presente en brócoli, coliflor y coles de bruselas.
- **Ácido p-cumárico y ácido clorogénico:** tomates, zanahorias, piñas, fresas, pimientos verdes.
- **Fenetyl Isotiocianato (PEITC):** coles, chucrut, nabos.
- **Ácido elágico:** uvas, fresas, frambuesas.
- **Cucumin:** cúrcuma (junto con pimienta negra para aumentar su biodisponibilidad).
- **Indol 3 carbinol:** coliflor.
- **Apigenina:** apio y perejil.
- **Súlfido acítico**: cebollas, ajos.

- **Capsaicina:** pimiento rojo.

Aún nos queda mucho que aprender sobre el Cáncer, sin embargo hoy ya tenemos suficiente información para evitar en gran medida padecer esta terrible enfermedad. No es una lotería, la genética predispone pero no determina. Tu forma de vida es lo que cuenta.

Higiene paleo

Vivimos en una sociedad obsesionada con el jabón, el desodorante y la pulcritud. Sin embargo algo no estamos haciendo bien cuando los países más ricos tienen entre 20 y 60 veces más casos de asma, rinoconjuntivitis y eczema que los países menos desarrollados[144]. Entre las tribus ancestrales la incidencia de asma es casi nula.[145] Otro dato: vivir en el campo, más cerca de animales y polen, protege contra asma y alergias[146] [147]

Los médicos y microbiólogos tienen cada vez más claro que en los países desarrollados hemos desarrollado unos hábitos de higiene exagerados, que lejos de proteger nuestra salud la ponen en peligro. ¿Qué podemos hacer para revertirlo? Como dice el doctor Bill Hesselmar, del Queen Silvia Children's Hospital de Gotemburgo (Suecia), "si estás expuesto a los microbios, sobre todo en los primeros años de vida, tu sistema inmune se estimula de muchas formas y se vuelve tolerante"

- **Parto natural** siempre que sea posible, ya que expone al bebé a las bacterias adecuadas, las de su madre. La creciente adopción de cesáreas está ligada a una mayor incidencia de alergias.[148]
- **Leche materna** en la medida de lo posible. La leche de la madre incluye bacterias beneficiosas para el bebé (artículo), no presentes en la leche de fórmula.
- Al empezar a introducir alimentos sólidos, **premastica su comida**, que entre sus múltiples beneficios incluye la transmisión de los microbios adecuados para configurar su flora intestinal.

---

[144] http://www.ncbi.nlm.nih.gov/pubmed/9643741
[145] http://www.research.ucsb.edu/profiles/articles/lessons-from-the-tsimane/
[146] http://www.ncbi.nlm.nih.gov/pubmed/14501429
[147] http://www.nejm.org/doi/full/10.1056/NEJMoa1007302
[148] http://www.liu.se/forskning/forskningsnyheter/1.489366?l=en&sc=true

- **Exponlo a ciertos alergénicos tradicionales.** Al contrario de lo que muchos expertos recomendaban, parece que una exposición temprana a endotoxinas reduce la probabilidad de desarrollar alergia posteriormente[149]. Lo mismo ocurre con los alimentos[150][151]. Una vez que eres alérgico sin embargo, la exposición no ayuda.
- **No lo aísles**, llévalo a la guardería y a nuevos entornos. Se enfermará más, sin duda, pero esto activará el sistema inmunológico[152].
- **Déjale experimentar** (hasta cierto punto). Los niños tienen el hábito de llevarse todo a la boca, ante el horror de sus padres. Sin embargo, este instinto evolucionó con nosotros porque es útil. Es una forma adicional de 'educar' el sistema inmunológico desde pequeño, al igual que otros comportamientos sociales[153].

¿Y de adultos?

- Toma alimentos fermentados.[154]
- Evita el gluten. Es conocida la capacidad del gluten de dañar la barrera intestinal, haciendo que ciertas proteínas 'inofensivas' la crucen y derive en alergias. [155]
- Toma probióticos. Nuestro sistema inmunológico está principalmente en el intestino, y está demostrado que los probióticos, al mejorar la flora intestinal, pueden ser efectivos en la lucha contra alergias y eczema .[156]
- Emplea antibióticos sólo cuando realmente son necesarios (destruyen la flora intestinal)

---

[149] http://www.ncbi.nlm.nih.gov/pubmed/11692114
[150] http://www.ncbi.nlm.nih.gov/pubmed/19000582
[151] http://www.ncbi.nlm.nih.gov/pubmed/18595956
[152] http://www.ncbi.nlm.nih.gov/pubmed/21576944
[153] http://link.springer.com/article/10.1007%2Fs00265-007-0428-9#page-1
[154] http://www.ncbi.nlm.nih.gov/pubmed/21576944
[155] http://www.ncbi.nlm.nih.gov/pubmed/23357715
[156] http://www.ncbi.nlm.nih.gov/pubmed/12589361

- Evita el uso de utensilios de plástico en la cocina, opta por recipientes de cristal.
- Evita el uso de producto químicos sobre tu piel: jabón, desodorante, perfumes, cremas... Pueden contener cancerígenos, xenoestrógenos, parabenos... Sustitúyelos por opciones naturales

Champú

El objetivo de lavarse el pelo es eliminar el exceso de sebo (grasa), pero como la grasa no es soluble en agua necesitamos usar tensioactivos. Existen tensioactivo naturales como el vinagre o el bicarbonato, o artificiales como el Lauril Sulfato de Sodio, que es el que llevan la mayoría de champús (y geles de baño, e incluso pastas de dientes...) porque es muy barato y genera mucha espuma. El problema es que también es irritante, tanto que está clasificado como corrosivo. De hecho si te cae un poco en los ojos y no te lavas al momento puedes sufrir serios daños.

Pero las cosméticas no quieren que te des cuenta de esto, así que le añaden un segundo tensioactivo, generalmente cocamidopropil betaína, que tiene como propiedad dormir los ojos y la piel. De modo que si te entra un poco en los ojos te dolerá, pero mucho menos. Te hace el mismo daño, pero tú no te enteras.

A lo anterior se suman sales y alcoholes con el fin de que el producto aguante mucho tiempo en las estanterías de los supermercados sin estropearse, pero que tienen el pequeño efecto secundario de que estropean tu pelo, haciendo que tengas que lavarlo con más frecuencia de la que sería necesaria de forma natural. Además también incluyen estabilizantes, colorantes, perfumes, espesantes... algunos de ellos xenoestrogénicos, se filtran en tu sangre absorbidos por tu piel y producen alteraciones hormonales.

El sebo es un aceite segregado por las glándulas sebáceas y expulsado al exterior mediante los folículos pilosos (invaginaciones en la dermis) donde es absorbido por el cabello formando una capa protectora que lo protege de los daños externos. Tu cuerpo lo segrega por algo, y no deberías lavarlo a diario si no quieres estropearlo. A principios del siglo XX las mujeres se lavaban el pelo con jabón cada dos semanas, y de las fotos que tenemos de la época podemos concluir que lucían unas preciosas cabelleras que muchas envidiarían a pesar de la ingente cantidad de champús, serums y demás potingues que emplean.

A pesar de ser un invento moderno con más inconvenientes que ventajas, el márketing ha conseguido que casi nadie cuestione su uso como parte de la higiene diaria. Afortunadamente se ha empezado a popularizar en las redes sociales un método llamado *no poo*, especialmente desde que famosas como Shanailene Woodley o Adele han declarado que lo practican.

Quienes lo han probado aseguran que es posible tener un pelo bonito, sano y fuerte sin necesidad de restregarse la piel con detergentes corrosivos, xenoestrógenos (o quizá debería decir, "gracias a"). Sólo necesitarás 2 envases vacíos, bicarbonato de sodio y vinagre de sidra de manzana.

Método No Poo:

1. Lava tu pelo con una mezcla de una cucharada de bicarbonato con una taza de agua tibia. Repártelo por todo el pelo y después frota con suavidad. Aclara con agua.
2. Acondiciona y devuelve el pH natural de tu pelo con una mezcla de una cucharada de vinagre de sidra de manzana con una taza de agua tibia. Pásate un peine o los dedos para extenderlo bien y aclara con agua. (Si no tienes el pelo largo puedes saltarte este paso).

Si tienes el pelo seco puedes hidratarlo con unas gotitas de aceite de jojoba o argán, especialmente en las puntas. Si tienes caspa o rojeces unas gotitas de aceite de árbol de té. Además particularmente me gusta incorporar unas gotitas aromatizantes de aceite esencial de menta o eucalipto.

Algunos de los beneficios del método *No Poo* serán un pelo más suave y manejable, más brillo, más volumen y menos rizos. Eso sí, las primeras semanas notarás el pelo más grasiento, es normal, sigue con el método y verás que pronto recupera su belleza natural y podrás espaciar el tiempo entre lavados hasta una semana.

Jabón y gel

Por norma general no necesitas emplear detergentes químicos a diario sobre la piel de todo tu cuerpo, lo cual de paso destruye su protección ácida natural. Basta con darse una ducha sólo con agua (mejor si terminas con agua fría) y frotarte con tus manos.

Para lavarte las manos y las zonas que requieren un extra de higiene puedes emplear un jabón natural. En Iherb puedes encontrar jabones naturales de muy buena calidad: http://bit.ly/jabon_natural Como el jabón de castilla (castle soap) .

Cremas hidratantes, emolientes y humectantes

La cosméticas quienen hacernos creer que están a la vanguardia de la investigación, sin embargo las bases científicas de los cosméticos son comprendidas desde hace décadas. Pero la industria cosmética se aprovecha de nuestra ignorancia para cobrar a precio de oro por sustancias que son en realidad mucho más baratas, o incluso emplear el engaño y la mentira para prometer cosas tan ridículas como una crema "que modifica el ADN de tu piel" o unos parches para adelgazar mientras duermes.

Muchas cremas además contienen peligrosas sustancias (recuerda que todo lo que pones en tu piel puede ser absorbido y terminar en tu torrente sanguíneo), que son totalmente innecesarias pero añaden elegancia cosmética, el olor o la textura más comercializable.

Vamos a hacer un breve repaso al funcionamiento de los cosméticos más empleados y alternativas más saludables:

- **Crema hidratante:** emplean siliconas (dimethicone, silane, acrylate), vaselina, lanolina o aceite mineral por su función oclusiva, es decir evitan que el agua de tu piel se evapore. Pero tienen un inconveniente, si el agua no se evapora tu sudor tampoco y además impiden el necesario intercambio con el aire. Puede que después de aplicarte una crema hidratante notes tu piel más suave y reparada, pero no te engañes, lo que estás tocando es plástico.
- **Crema humectante:** emplean sustancias higroscópicas que atraen el agua a la piel, como glicerina, urea,sorbitol, alpha-hidroxy, beta-hydroxy y azúcares. Medio litro de glicerina cuesta unos 6€, y sólo necesitas aplicarte unas gotitas cada vez. Calcula la magnitud de la estafa. Puedes encontrar glicerina pura en iHerb: http://bit.ly/glicerina
- **Crema emoliente:** sellan las irregularidades de la piel y restauran los lípidos empleando sustancias aceitosas. Algunas cremas comerciales contienen squalane y aceites refinados que producen radicales libres acelerando el envejecimiento de tu piel. La mejor opción es emplear aceite de coco o jojoba: http://bit.ly/aceitedejojoba
- **Crema antiarrugas:** desde la más barata a la más cara funcionan igual, son básicamente una crema hidratante a la que añaden proteínas vegetales. Cuando la crema se seca las cadenas de aminoácidos de las proteínas vegetales

se contraen y tensan la piel, reduciendo temporalmente las arrugas. No te dejes engañar, no van a rejuvenecer tu piel, sólo es un efecto temporal.

Mejora el aspecto de tu piel, pero de verdad

¿Psoriasis? ¿Eczema? ¿Celulitis? Olvídate de cremas, pastillas y tratamientos inútiles y prueba esto durante 3 meses:

1. Evita el gluten.
2. Toma el sol.
3. Toma caldo de huesos varias veces a la semana.
4. Evita el estrés.
5. Evita las bebidas carbonatadas (incluso el agua con gas).
6. Para la psoriasis funciona muy bien el aceite de árbol de té: http://bit.ly/aceitearbolte usa sólo unas gotitas en la zona afectada.

¿Quimifobia?

No.

Prudencia.

Purifica el aire de tu casa

Según la EPA (Agencia de Medio Ambiente de Estados Unidos) el aire del interior de las casas puede estar hasta 10 veces más contaminado que el aire de la calle. Las causas de esta alta toxicidad en los hogares son la falta de ventilación, ciertos materiales de construcción, productos de limpieza del hogar, ambientadores, insecticidas, electrodomésticos, tabaco, determinadas alfombras, zonas con moho, etcétera...

Sin embargo podemos emplear unos revolucionarios aparatos que funcionan con agua y energía solar para depurar el aire de nuestro hogar a la vez que eliminan sustancias tóxicas del ambiente: plantas.

El investigador Kamal Meattle ha publicado una conferencia en TED[157] en el que muestra el resultado de su estudio: basta con combinar 3 especies de plantas comunes básicas para conseguir todo el aire saludable que necesitamos en una casa:

- **Areca (Chrysalidocarpus lutescens):** es muy eficiente eliminando el CO_2 convirtiéndolo en oxígeno. Es ideal para el cuarto de estar.
- **Lengua de Suegra (Sansevieria trifasciata):** realiza la misma tarea de convertir el CO_2 en oxígeno pero por la noche en ausencia de luz solar, por lo que es perfecta para el dormitorio.
- **Potos (Epipremnum aureum):** Kamal Meattle se refiere a ella como "la especialista" ya que se encarga de eliminar compuestos como el formaldehido y otras sustancias químicas volátiles.

Aunque el objetivo del investigador es lograr aire puro sin necesidad de ventilar debido a que el propio investigador padece una

---

[157]

http://www.ted.com/talks/kamal_meattle_on_how_to_grow_your_own_fresh_air ?language=en#t-101601 alergia severa, sin duda si vives en una ciudad contaminada puede tener beneficios también para ti aunque no seas alérgico.

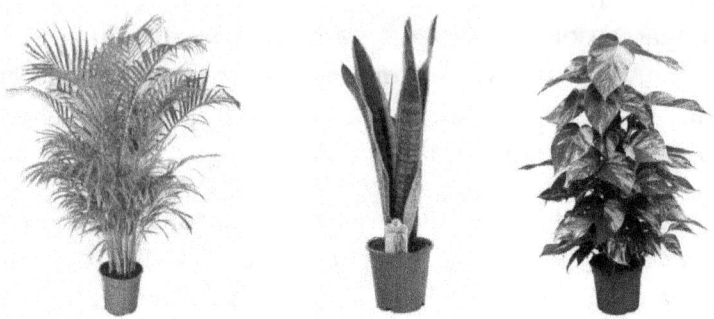

Huye del gimnasio

La mayoría de gimnasios comerciales siguen el mismo patrón. Una sección con máquinas de cardio, donde la gente con afán de perder peso y mejorar su salud pierde el tiempo inútilmente, y otra dedicada a la musculación, con ineficaces máquinas guiadas, que tienen como única ventaja que requieren menos atención, y eso equivale a menos personal y más negocio.

A veces ni siquiera disponen de un rack (o jaula), y en el peor de los casos hasta prohíben los ejercicios más efectivos como la sentadilla para evitarse problemas. Por supuesto, nada de entrenar sin camiseta, gemir más de la cuenta, utilizar magnesio para mejorar el agarre ni tirar un disco al suelo. Más que gimnasios para entrenar duro parecen centros de rehabilitación para la tercera edad.

Te puedo asegurar que una vez escapas de entrenar encerrado en 4 paredes ya no hay vuelta atrás. Adiós a tener que esperar a que dejen un rack libre, adiós a tener que entrenar con falta de medios, adiós a las limitaciones absurdas. Hola libertad.

Lo que yo hago es alternar días de entrenamiento en casa con otros al aire libre. En vez de coger el coche para ir al gimnasio puedes meter en el maletero el material que vayas a usar e irte a una playa, un parque, un bosque, o un gimnasio urbano de los que algunos ayuntamientos están equipando algunos parques.

Desde el punto de vista económico tampoco hay comparación posible. Una suscripción a un gimnasio que tenga una cuota de 50€ al mes son 600€ al año. Por menos de ese dinero puedes adquirir tu propio material básico: discos y barras olímpicos, y alguna kettlebell. Además de un ahorro y una ganancia en libertad es un material indestructible, que podrás usar toda la vida e incluso podrán heredar tus hijos.

No necesitas adquirir un juego completo de Kettlebells, puedes empezar sólo con una de 16 kilos si eres hombre o 10 si eres mujer.

En cuanto a los discos comienza con un par de 2,5 kilos, un par de 5 kilos, un par de 10 kilos, y ve añadiendo según vayas avanzando. Ese es todo el material que necesitas para poder efectuar Sentadillas, Peso Muerto, Clean & Jerk... Ejercicios básicos con los que ganarás fuerza, músculo y acelerarás tu metabolismo de verdad.

Si tienes la suerte de tener espacio suficiente puedes completar el equipo básico con un rack con el que podrás realizar sentadillas con más seguridad, y utilizar la barra superior para hacer Dominadas y Muscle Ups. Si añades un banco además podrás hacer Press de Banca. Unas barras paralelas caben en cualquier sitio y con ellas puedes hacer fondos y ejercicios de calistenia.

Para tus entrenos de cardio con una comba de velocidad puedes hacer Dobles de Comba, y con un paracaídas de resistencia añadir matices a tu entrenamiento de intervalos de alta intensidad. Y con un cinturón de lastre podrás utilizar los discos para añadir lastre en tus dominadas.

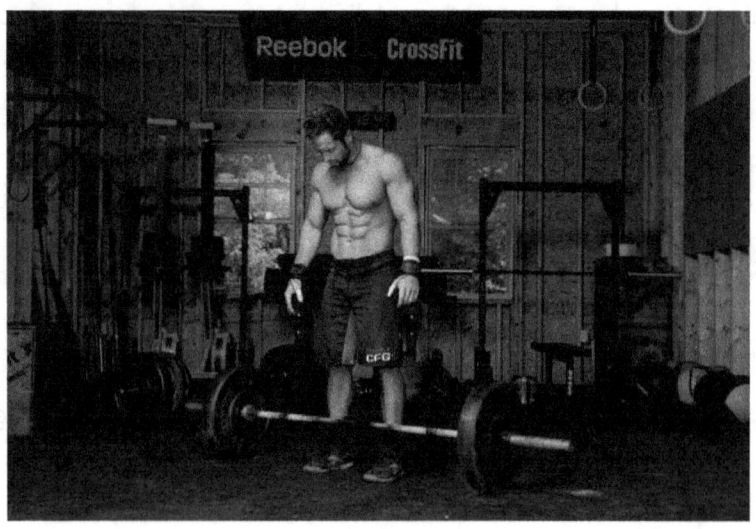

Te recomiendo encarecidamente que evites adquirir material deportivo en grandes superficies o tiendas de deporte generalistas como Decathlon. En general la calidad de los productos que venden es muy baja, con lo que se te quitarán las ganas de entrenar o se terminará rompiendo. Además en Internet puedes encontrar mejor relación calidad/precio.

En el siguiente listado he seleccionado los que considero productos de una calidad profesional, y puedan tener una durabilidad tal que puedan durarte toda la vida. He elegido Amazon por su fiabilidad, rapidez, buen servicio y excelente trato (si algo te llega mal, te lo cambian sin ningún problema).

Equipamiento básico:

- Barra olímpica: http://amzn.to/1GSADrr
- Discos olímpicos: http://amzn.to/1zoZ11a
- Kettlebell: http://amzn.to/1GHvsVW

Equipamiento complementario:

- Rack: http://amzn.to/1KEsPYP
- Banco: http://amzn.to/1bq1jBK
- Barras paralelas: http://amzn.to/1K3gQTK
- Cinturón de lastre: http://amzn.to/1bq2qBs
- Comba de velocidad: http://amzn.to/1E6KjaU
- Paracaídas de resistencia: http://amzn.to/1EJsaU2
- Magnesio: http://amzn.to/1EJrGNB

Por supuesto debes ponerte en manos de un profesional que te enseñe la correcta ejecución de todos los movimientos para evitar lesiones o accidentes. No te voy a engañar, en Youtube hay tipos como Power Explosive o Strongman Tarrako que pueden enseñarte mejor que la mayoría de monitores de gimnasios comerciales, pero tampoco es fácil aprender sin nadie que pueda corregirte.

Estar sano sin arruinarte

Comer sano no es barato en comparación con la comida procesada, los precocinados y los productos a base de harinas. Sin embargo piensa en el dinero que ahorrarás a largo plazo en medicamentos, tratamientos, tiempo perdido por enfermedad o bajo rendimiento. Según un estudio realizado en EEUU una dieta paleo sólo es un 10% más cara que una dieta convencional.

En cualquier caso si nuestro presupuesto es ajustado no queda más remedio que priorizar para hacerla sostenible en el tiempo. Si tenemos que escoger, siempre será recomendable adquirir la carne y los lácteos ecológicos antes que fruta y verdura orgánica, aunque lo ideal sea ambos. Si tampoco nos llega siempre será mejor comer carne normal que no comerla.

De todos modos seguir una dieta paleo también puede ayudar a tu bolsillo de muchas maneras diferentes:

- Realiza ayuno intermitente (24 horas) una vez por semana.
- Cocina tu propia comida.
- Consume más huevos. No hay ningún alimento tan nutritivo y tan barato.
- Consume casquería.
- La sardina y el mejillón son baratos, ricos en Omega-3 y bajos en mercurio.
- Haz caldo de huesos, y aprovecha restos de huesos rechupeteados, recortes de carne y verduras, espinas y cabezas de pescado, restos de marisco...
- Compra alimentos de temporada. Los antojos de alimentos fuera de temporada salen caros.
- El pollo entero es más barato y aprovechas todo.
- El congelador es tu amigo.
- Practica la cocina de aprovechamiento: tortilla de sobras, lasaña (sin harina de cereales) o guisos en los que aprovechas todo lo que haya en la nevera ¡No tires nada!

- No compres productos de higiene innecesarios y potencialmente perjudiciales: champú, desodorante, gel de ducha, protector solar, dentífrico... Ojo, esto no quiere decir que tengas que dejar de asearte, usar jabón ni de cepillarte los dientes.
- Entrena en casa y/o al aire libre y ahórrate la cuota del gimnasio.
- Por supuesto, no fumes ni bebas alcohol.
- Ve a los sitios andando o en bicicleta y evita el uso del coche.

No malgastes tu dinero en suplementos, no los necesitas:

- Los **multivitamínicos** en general contienen vitaminas en formas poco asimilables y que además pueden ser tóxicas (sulfato de hierro, sulfato de zinc, sulfato cúprico, sulfato manganeso, fumarato de hierro...). Además los alimentos contienen fitoquímicos de vital importancia insustituibles por ningún fármaco. Invierte en comida de calidad, no en pastillas, y recuerda que el hígado (o el paté de hígado) es tu multivitamínico natural.
- La mayoría de suplementos de **Omega-3** no contienen las cantidades que indican o están enranciados[158]. Además una lata de hígado de bacalao (lo venden en Mercadona) es casi 4 veces más económico que un suplemento de Omega-3 de calidad. Y de regalo 100gr de hígado de bacalao contiene el 441% de la CDR de Vitamina B12, 666% de Vitamina D, 533% de Vitamina A...
- No te dejes engañar con los **alimentos funcionales, enriquecidos o con soja.** Danacol, Benecol, Vidacol, Flora pro.activ, Activia, Actimel, Densia, Vive Soy... No han demostrado ninguna ventaja frente a la comida real, son altamente procesados, contienen azúcar, grasas trans, soja y una interminable lista de colorantes, conservantes, y saborizantes químicos de todo tipo. Lo mismo sucede

---

[158] http://www.nature.com/srep/2015/150121/srep07928/full/srep07928.html

con **desnatados o productos integrales**: los venden como una alternativa más saludable, cuando en realidad son justo todo lo contrario.

- No malgastes tu dinero en **suplementos deportivos**. La proteína en polvo es innecesaria. La creatina o los aminoácidos no aportan demasiado. La L-carnitina no sirve para adelgazar. El Ácido D-Aspártico ni sube la testosterona ni sirve para aumentar músculo. La mayoría de pastillas para adelgazar son una ineficiente y peligrosa mezcla de excitantes y sustancias que rozan la legalidad (y de hecho frecuentemente son retiradas del mercado por Sanidad). Tu presupuesto está mejor invertido en en alimentos de calidad.

Vive paleo

En nuestro ADN tenemos marcada la vida del cazador-recolector. Si estás vivo hoy es porque cada uno de tus antepasados logró vencer las adversidades del día a día en épocas no tan cómodas como la actual. Fueron capaces cazar su comida, distinguir las plantas que podían comer de las venenosas, luchar cuando fue necesario o correr cuando era lo más inteligente. La selección natural hizo su trabajo, evolucionamos, y sus genes de ganadores es lo que tú has heredado de ellos

La mayoría de enfermedades y problemas que sufrimos en la actualidad tienen su origen en someter a nuestro cuerpo a un estilo de vida que dista mucho del que estamos adaptados genéticamente. Sin embargo es muy sencillo introducir los cambios necesarios para alcanzar la salud plena, vivir más años, sin apenas enfermar, con más energía y vitalidad, y alcanzar un físico cuyo potencial genético hemos heredado de nuestros fuertes y ágiles antepasados, y que demuestra por fuera lo bien que nos encontramos por dentro.

En primer lugar debemos imitar las condiciones de alimentación y entorno a las que estamos adaptados. Y en segundo lugar someternos a los mismos estresores a los que durante miles de años hemos estado expuestos y que tienen como respuesta una adaptación positiva a corto plazo en nuestro cuerpo: intervalos de alta intensidad, hipertrofia muscular, exposición solar favorable, breves exposiciones de frío... A continuación te dejo un breve repaso de todo lo visto en este libro:

Aliméntate de animales y plantas. Verdura, fruta, carne, pescado y marisco... Una dieta rica en proteína y grasas. No te olvides de los súper-alimentos: huevo, brócoli, espinacas, algas, órganos (hígado, sesos, corazón), coco, frutos rojos, salsa de tomate, ajo, cúrcuma, jengibre, canela y café. Procura adquirir verdura orgánica especialmente en aquella sobre la que se suelen emplear pesticidas (espinacas, uvas, fresas, manzanas...), pescado salvaje de especies pequeñas pues acumulan menos metales pesados (salmón, anchoa, sardina, arenque, caballa, trucha, mejillón, abadejo, lenguado, cangrejo, langosta, camarón, ostras, almejas, vieiras, gambas, sepia...) y carne o productos de origen animal ecológicos o de caza, especialmente órganos, cortes grasos, huevos y lácteos. Para cocinar utiliza aceite de coco y para aliñar tus ensaladas aceite de oliva virgen extra.

Evita envenenarte. Nuestro hígado y riñones evolucionaron para permitirnos seguir con vida aún cuando nos alimentábamos por error de plantas ligeramente tóxicas, pero eso no quiere decir que podamos estar envenenando nuestro cuerpo todo el tiempo sin pagar las consecuencias. En tu alimentación evita los cereales, el azúcar, las grasas trans, y los aceites de semillas (maíz, girasol, colza, sésamo, soja, cáñamo). Opta por alimentos naturales y evita los productos procesados.

Haz ayuno intermitente. Nuestros antepasados cazadores-recolectores comían cuando podían, y no eran extrañas las épocas en las que escaseaba el alimento y tenían que pasar días sin probar bocado. Genéticamente estamos programados para acumular energía cuando hay exceso de alimento para gastarla cuando haya escasez, sin embargo en el entorno actual nunca escasea la comida por lo que estamos siempre en estado de acumular. Come como mucho 2 o 3 veces al día, sin picar entre horas, y una vez a la semana haz un ayuno de 24 horas.

Muévete. Nuestros antepasados ancestros pasaban horas cazando, explorando, recolectando, levantando rocas, cargando con cosas que transportar, escalando, fabricando utensilios... Y lo alternaban con momentos en los que tenían que esprintar bien para cazar una presa o para huir de un depredador. Es lo que tu cuerpo espera y el tipo de actividad necesario para que se active la supercompensación y tus hormonas estén equilibradas. Ponte como objetivo dar 10.000 pasos al día, realiza HIIT o Tabata 2 veces por semana, y entrenamientos de fuerza con tu peso corporal o pesos libres otros 2 días por semana.

Exposición solar adecuada. Todas las actividades anteriores eran llevadas a cabo al aire libre, en contacto con el sol y la naturaleza. Estamos adaptados para obtener nuestra vitamina D del sol, y su carencia es el origen de infinidad de problemas para la salud. No se trata de tomar el sol hasta achicharrarnos la piel o tratar de coger un tono de piel que no es el nuestro, sino de realizar actividades saludables al aire libre a la vez que recargamos vitamina D.

Escucha a tu instinto. Cuando estás sediento y bebes agua, cuando tienes hambre y comes comida real, cuando terminas de hacer ejercicio y sientes una agradable sensación de endorfinas, cuando practicas sexo... Tu cuerpo posee mecanismos de recompensa natural para premiar actitudes de supervivencia y perpetuación de la especie. También existen mecanismos de recompensa artificiales que de un modo u otro te perjudican: alcohol, tabaco, los juegos de azar o buscar la satisfacción en las compras son algunos de ellos.

Descansa. La mayoría de procesos hormonales de recuperación y regeneración tienen lugar durante el sueño. Suficientes horas de sueño equivalen a tener más energía durante el día, niveles de cortisol más bajos y menos antojos de comida o excesos calóricos (baja la grelina y aumenta la leptina). Dormir 8 horas en lugar de 4, duplica los niveles de testosterona y mejora la sensibilidad a la insulina. Esto no quiere decir que existan unas determinadas horas de descanso para todo el mundo, sino que escuches a tu cuerpo y le des el descanso que te pida, respetando los ritmos circandianos y adaptando tus horas de sueño a las horas de ausencia de luz.

Cuidado con lo que untas en tu cuerpo. No te dejes engañar: no necesitas dentífrico, ni champú, ni gel de ducha, ni desodorante, ni ningún otro producto de higiene fabricado artificialmente cargado de peligrosos químicos, cancerígenos, xenoestrógenos y parabenos. Un jabón natural es todo lo que te hace falta para tu higiene diaria. Si tienes el pelo largo prueba el método No-Poo. Y si tienes problemas de piel olvídate de cremas y prueba suprimir el gluten (cereales, harinas...), tomar más Omega-3 y caldo de huesos, tomar el sol, el agua de mar y el aceite de árbol de té.

12 reglas para no fracasar

1. No pases hambre, come toda la cantidad que te pida el cuerpo (pero no más).
2. Come sabroso. La comida aburrida e insípida te conducirá a tirar la toalla. Lo que nos lleva al siguiente punto.
3. Aprende a cocinar, hazte con un buen libro de recetas paleo y evita caer en la monotonía de comer siempre lo mismo.
4. Empieza poco a poco. No pretendas de la noche a la mañana un cambio radical en tu dieta.
5. No te obsesiones, no busques la perfección. Lo importante es comer sano la mayor parte del tiempo, no el 100%. No pasa nada por emplear eventualmente un poco de tomate frito con azúcar, mayonesa hecha con aceite de girasol o "cometer algún pecado" en alguna celebración de carácter social.
6. Evita la tentación. Lo que hay en la nevera o en la despensa tarde o temprano termina en tu estómago.
7. Cambia de mentalidad al hacer la compra. Abandona los pasillos de productos procesados del súper. Haz una lista con lo que necesites. Busca sitios donde vendan carne ecológica. Lee la lista de ingredientes...
8. Sé previsor. Organiza las comidas de la semana, asegúrate de conseguir todo lo que necesitas. Si prevés que no vas a tener tiempo, deja la comida hecha el día anterior. Recuerda descongelar para el día siguiente lo que sea necesario.
9. Positiviza. No pienses en esta dieta como 'cosas que te quitas' sino como elecciones positivas que te acercan al tipo de vida y cuerpo que quieres tener. No pienses en que gastas más dinero en comida, sino lo que ahorrarás en medicinas, tratamientos y cuidados médicos. No busques llegar a tener un determinado físico para ser feliz, invierte el proceso y sé feliz mientras disfrutas llevando una vida sana y comiendo nuevos platos deliciosos.
10. Huye de los vende-motos. Ninguna pastilla o batido pueden sustituir una buena dieta con actividad física. No hay atajos

posibles, si quieres resultados tienes que ganártelos. Lo mismo con la industria alimentaria: huye de lácteos desnatados, productos enriquecidos, productos de soja, integrales o que prometen bajar el colesterol...

11. Nunca dejes de cuestionarte todo. El mundo de la nutrición avanza rápido y mantenerse al día es una necesidad.

12. Mantén tus convicciones fuertes. Te preguntarán constantemente por qué no comes esto o lo otro. Y te verán como a un bicho raro porque no sigues el patrón borreguil establecido. Desayunar churros o beber alcohol todos los fines de semana está bien visto, pero como digas que no comes pan ya eres el bicho raro.

13. No intentes convencer a alguien que no esté interesado que cambie sus hábitos alimentarios. Es inútil. Como decirle a un fumador que deje de fumar, ya sabe que no les hace bien pero sólo lo hará cuando tenga interés en hacerlo.

14. Mantente motivado. Únete a comunidades en Facebook sobre Paleo, resuelve tus dudas, comparte inquietudes, recetas, descubrimientos, noticias, estudios científicos, fotos del antes y el después, recomendación de libros...

Blogs y grupos recomendados

En primer lugar decirte que tengo el compromiso de actualizar este libro con las novedades que considere de relevancia para mejorar su contenido y mantenerlo al día así como realizar promociones de descarga gratuita de este y otros libros que he escrito o escribiré en un futuro. Si quieres que te avise de estas novedades sólo tienes que dejarme tu dirección de correo electrónico en la siguiente lista de correo:

http://tinyletter.com/TomasPulido

Para mantenerte al día, resolver dudas, y encontrar motivación te dejo unos cuantos blogs y grupos de Facebook que sigo y recomiendo:

Blogs recomendados:

http://megustaestarbien.com/

http://www.evamuerdelamanzana.com/

http://www.fitnessrevolucionario.com/

http://www.spartangourmet.blogspot.com.es/

http://paleomoderna.com/

http://www.geosmina.com/

http://www.paleosystem.es/

Grupos en Facebook recomendados:

https://www.facebook.com/groups/paleospain/

https://www.facebook.com/groups/dietapaleolitica/

https://www.facebook.com/groups/672505989475645/

https://www.facebook.com/groups/531684973602957/

Bienvenido a la tribu

Si entiendes todo esto como una dieta para alcanzar unos determinados objetivos para después volver a tus hábitos anteriores ni te molestes en empezar. La Dieta Paleolítica, dieta específica o nutrición evolutiva, es un estilo de vida para desarrollar todo tu potencial físico y de salud que como ser humano puedes alcanzar.

Es romper las cadenas que te atan a la enfermedad y un mal físico. Es quitarte la venda que las instituciones oficiales te han puesto en los ojos. Es darle una patada en el culo a la industria alimentaria. Es dejar de ponerte excusas. Es una nueva forma de entender la comida y disfrutar de nuevos sabores y recetas. Es comenzar a sentirte bien, con energía y vitalidad. Es un privilegio, porque ahora cuentas con la información que necesitas para ser la mejor versión de ti.

Cuantos más seamos en esta aventura más conocimientos podremos compartir. Más recetas deliciosas inundarán nuestras redes sociales. Más apoyo y motivación podremos darnos entre nosotros. Más facilidad para encontrar alimentos sanos a buen precio. Y más fuerza podremos ejercer para que se vayan desterrando las viejas ideas establecidas.

Te pido que si has disfrutado de esta lectura y consideras que debería llegar a más gente te tomes un minuto en dejar tu valoración en Amazon, ya que esto puede animar enormemente a otras personas a dar el paso que tú ya has dado: http://amzn.to/1HZMwMD

¡¡¡MUCHAS GRACIAS

Y BIENVENIDO A LA TRIBU!!!

OTROS LIBROS DEL MISMO AUTOR:

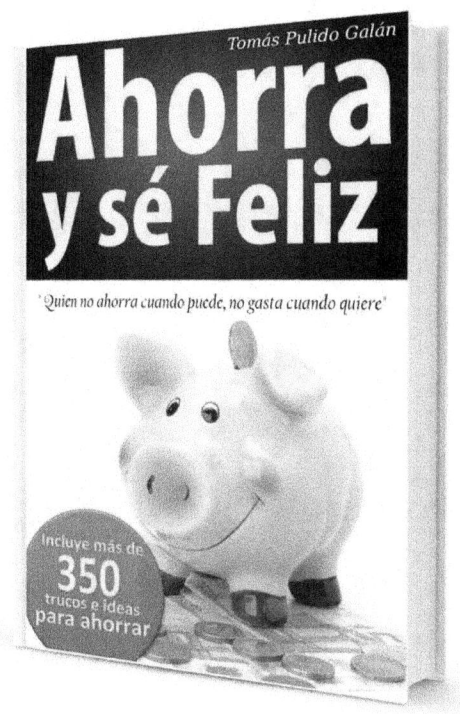

Descárgalo por sólo 2,99€ o léelo gratis en Kindle Unlimited:

amzn.to/1v5QNlI